Memory

Memory

Memory

香氣記憶

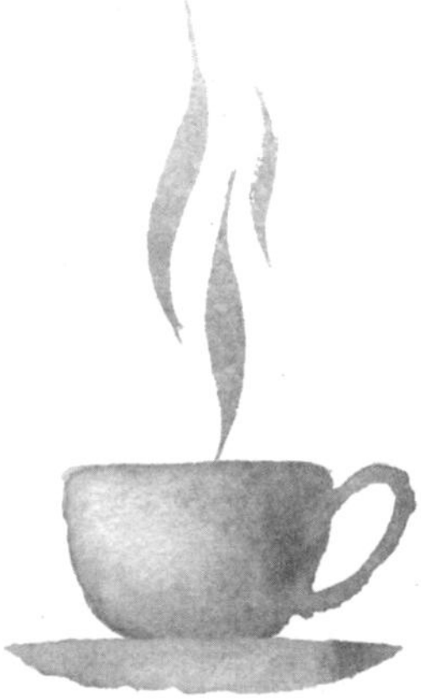

喚醒內在
22堂咖啡&精油的
感官智能醒覺訓練

一抹女人香

我不懂香味，但我懂得我喜歡的香味。淡淡的，很自在的，鄉村的，很無拘束的那種，我叫不出她的名字，但是聞到了，我知道那是屬於我的。香味之於女人很個人，一如每個女人身上所散發出的氣味也是獨一無二的限定。

說到女人香，絕對要包括女人自己本身的內在能量，這能量包括她的愛、她的自信、自在、知識與涵養，以及她對人相處的方式。一位懂得愛自己的人自然會懂得用一種自己最舒適的方式生存著，與別人互動著，這樣的人自然會散發出迷人的氣味。

陳美菁，一位溫暖又可愛的女子，正如我所描述那種自在、自信又用最舒服的姿態生活著。剛認識她是在一個雜誌社主辦的論壇，我擔任講者，而她是最專注聆聽的，眼睛發亮的那一位女子，當我接觸到這對眼睛，我就知道她對自己有所期許，想要持續成長的不平凡女子，她身上充滿了正向的能量，勇敢的追求自己的夢想，令人不忍拒絕。

後來因緣際會，我參觀了她與朋友一起經營的凱蜜娜文創森林（即現在的鋒魁文

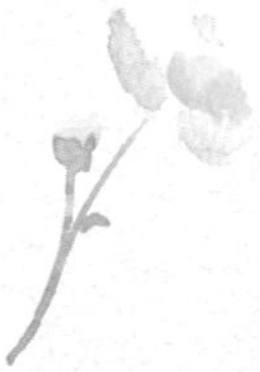

化生活館），很溫馨的一家小店，裡頭有米蘭登大師的軟雕塑藝術品，俏皮的神情直像在對你說話。美菁親手泡著咖啡，要我聞聞氣味，不知為什麼，在她的解說下，我覺得那杯咖啡特別好喝，又試了一杯，在她的引導下，我的心漸漸的沉澱，而且安定起來了。這是個神奇的經驗，我領會到氣味和五官的感受是可以訓練得敏銳，只要我們認真、專注的感受。

由於生活的壓力，工作的重擔讓我們漸漸的喪失了原有那個美好的感受力，對五感的知覺，對身體的感覺，以及對環境的感覺。美菁的這本書是試圖要我們找回自身的感覺，找出屬於自己的味道，自己生活的方式，以正向、積極的能量，勇敢的活出自己。

美菁用她芳療的專業知識與能力療癒很多人的身心，最難能可貴的是她用心且積極的迎接生命，以一種舒服的方式，相信與她接觸過的人都可以感受她那種如沐春風的溫暖。這樣的女子自然有其獨特的女人香。我的耳畔突然傳來了詩經那首——「關關雎鳩，在河之洲。窈窕淑女，君子好逑……求之不得，寤寐思服。悠哉悠哉，輾轉反側……」

這不是一本芳療的書，也不是氣味的學問書，是一本女人探索內在，活出自己的智慧書。

世紀奧美公關創辦人暨總顧問／丁菱娟

推薦序

有種香氣令人安心又療癒，這香氣的名字就叫陳美菁

芳香精油我不熟悉，咖啡更是很久都不碰了，因為擔心晚上睡不著。像這樣陌生的題材，在我隨意翻閱幾頁後竟然欲罷不能了！美菁的文字跟人一樣好親近，字裡行間還帶著溫和的關懷，讀著讀著我感覺就像看著她說話一樣的，很舒服。而書中一則則關於香氣的典故，也引人入勝，令我耳目一新。

比如大家較為熟悉的薰衣草，我知道它經常用在舒眠及嬰兒用品上，因為薰衣草能安撫神經、撫慰人心。但我不知它竟是精油界的「萬金油」！當它和很多精油融合時，能提升每種精油的療效。還有一種快樂鼠尾草，用在精油上能釐清思緒，在睡眠時使用還容易做彩色的夢呢。

另外美菁還將香氣運用在心理療癒層面。透過「香氣抓周」，判斷每個人目前所處的心理狀態，並給予適當的建議。說白話一點，這種香氣抓周，就好像是心理測驗。選擇快樂鼠尾草的人，通常都處在人生的轉彎處，正思考著下一步。選擇甜橙香氣的人，不是天馬行空的人，就是很膽怯。另外，你也可以根據自己目前的狀態來選

擇芳香精油，舉例來說，需要信心、勇氣來做自己的人，就來點充滿生命力的迷迭香精油。

除了懂香氣，美菁也懂咖啡。透過她的介紹，我著實開了眼界。原來咖啡跟芳香精油一樣，有各種氣味，也有療癒效果呢！

其實人也一樣，是有香氣的。這幾年有不少人問我要怎麼做才能吸引貴人，我是這樣說的，所謂貴人不會無緣無故出現，必須我們在工作之中先散發出一種特殊香氣，貴人才會像蜜蜂跟蝴蝶被花朵的香味吸引一樣，一個一個出現在我們的生命當中。而那種香氣，當你全力以赴面對人生、工作時，就會散發出來。我也因為這樣提攜過一些年輕人，主動地幫他們引薦新工作，而他們在新工作上的表現也都可圈可點。這證明我的鼻子也算是靈敏呢！

美菁努力在自己的專業領域做到頂尖，也透過自己的專業幫助許多人，讓他們在面對困境與挑戰時，能清楚地找到方向。這樣的她就像一種香氣，給人安心感，並在他們遭遇挫折時，提供療癒。這也讓我想到薰衣草，精油界的「萬金油」，她又何嘗不是大家的萬金油呢！在人生這條道路上有她「香」伴，即使上坡路，也能帶著微笑前進喔！

聯廣傳播集團＆群邑媒體集團董事長／余湘

推薦序

品一杯三千元的咖啡氣息說起！

我以前看不起咖啡，總是認為沒有變化，層次就只有苦酸澀，但是喝到莊園精品咖啡後，顛覆了很多觀念——層次感既豐富，香氣的層次變化又多。在15年前要喝到一杯精品咖啡是要排隊的，昂貴稀少的一杯，不得不空下手邊的事務，專注品咖啡香氣及口感，那美妙的香氣，讓我沉浸在童年的午後時光，媽媽做李子酒的酒香裡……

美菁老師，有著獨特的嗅覺，以及對多元化氣息的解讀。

一張紙，你聞到什麼香氣？

你的老公是什麼味道？你娘家與夫家又是何種味道？

有愛的環境空間是什麼氣息？

沒有愛的人會透著何種令人窒息的氣味？她是專家！

我們都是透過在鋒魁文化集團的學習中，找到了生命道路方向，並發掘屬於自己的天賦特質。美菁老師領悟到喚醒氣息記憶的天賦，是她一生的志業，引領周遭許許多多的朋友們，開啟認知自我與感知他人的密碼。

本書集結了她十幾年來，透過香氛氣息及品精品咖啡的過程中，經歷及聆聽的所有生命篇章，是否是你我的故事，也正在上演……

請放慢速度細細品味每個閱讀的當下，愛與溫暖的氣息記憶，正在喚醒中！

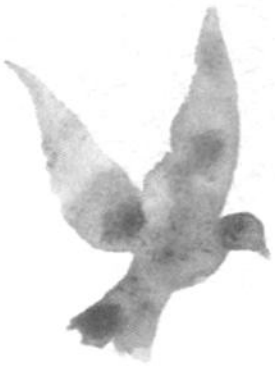

鋒魁文化集團營運長／林金龍

自序

香氣的故事，讓生命彼此互相共振

氣味是生活裡無法分割的，只要還有呼吸，就會有氣味的產生，而充斥在生活裡的每一種氣味都有著一定的氛圍與情境，然而令人愉悅與有深刻記憶的香氣，就能引發出生活裡曾經活過的記憶與歷程。

現在的你是誰？就是從過去堆疊出來的，沒有好也沒有壞，就只有從所有的記憶裡找到線索，才能發現自己真實的模樣，透過香氣尋找記憶的線索，把過去的記憶像拼圖一樣拼成一個完整的自己，只有越了解自己，越能欣賞自己，越愛自己就越有能力愛別人，就會是一個良性的循環。

一路走來十幾年從精油達人、芳療師轉型成氣息智能師，再到現在的植萃智能師，我的初衷就只有一個——就是希望把好東西分享出去，不論是精油還是咖啡或是任何的天然香氛，都有著令人無法抗拒的香氣，藉由精油抓周及香氛氣息能量分析，透過每種香氛不同的香氣讓許多人的情緒得到安撫，現在的品莊園精品咖啡，透過嗅覺與味覺品味的過程學會與自己對話，也學會與他人對話，讓人與人之間的距離縮短。

氣息是宇宙能量，智能是提升能量的方法，現在的我成為植萃智能師，就是要跟更多人分享，如何提升自我與宇宙的能量連結，從我生病到一路的生命轉折，我不敢說我有多麼的特別，但是我知道我已經看到，如何讓自己能度過生命裡更多挫折與試煉，尤其在生命的生死交關裡，更知道感恩是一切最大的能量，生命不但順境要感恩，逆境更要懂得感恩，因為成長的速度才會更快。這本書不是在說精油的專業也不是在說咖啡的專業，而是在說香氛氣息能量與咖啡的香氣在許多人的生命裡發生的故事！

這本書的完成，我要感謝的人太多太多了，我相信在我生命中，生活裡的每一個人都是我感恩的對象，因為沒有這些人就不會有現在的我，也不會有這麼多的故事能與大家分享，我最感恩的是宇宙的能量，因為這樣的大能，才能夠創造出無窮無盡的動人詩篇，最後也謝謝願意打開這本書的您，您好！很高興認識您，我相信我們的生命正在彼此互相共振著。

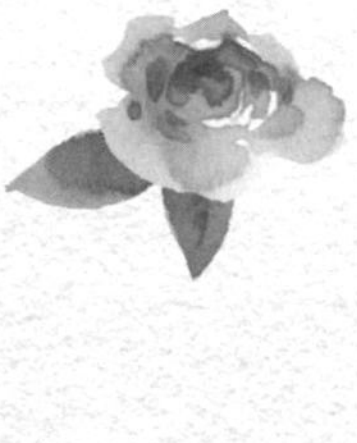

Content

Part 3

氣味分子的輕旅行

22堂咖啡＆精油
的
氣息轉化課程

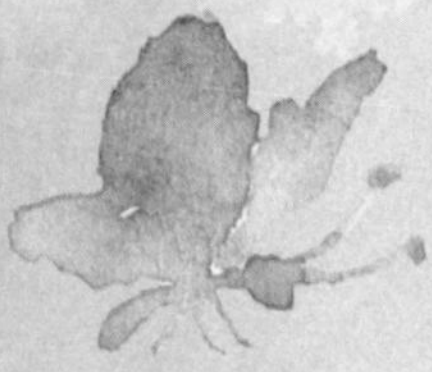

生命不只是活著，還要活得有意義

我的生命裡充滿了許多變化，在不確定的年代，許多人只敢做有把握而且確定的事，但這真是你想要的人生嗎？難道我們只能悲觀的冷眼看待自己所處的環境和生活，卻無法為自己爭取點什麼嗎？我的答案當然是：「不！」當你越確定越知道自己要的是什麼，就越能看到更多的可能性。

我沒有富爸爸，也沒有好的家世背景。爸爸總愛幫我去算命，但每個算命仙都告訴他：「你這個女兒是帶天命來的，以後她會去做很多事。」當時爸爸並不知道什麼是天命，就只知道好像與宗教有關，所以我從小沒什麼課外讀物，卻看了很多很多佛經小故事，也常被爸爸帶去打坐、念佛。因此我對人生有了粗淺的看法，也覺得似乎是要學習佛陀的精神幫助更多人，這樣的生命才會有意義；我也告訴自己：我得完成今生來到地球的使命。

從小我就一直作夢，夢到自己是老師，站在講台上一直講話、一直講話，然後舞臺越來越大，下面的聽眾卻越來越多，每次夢醒，我都覺得好笑，明白告訴自己：

這真的是夢而已！但也心想：我這麼害羞，怎麼會是站在舞台上的人呢？而且那時的我好小好小，要怎麼站在舞台上呢？當時我只把這個夢放在心裡，讓時間證明這不過是個搞笑夢，抑或是一個預知的夢。

上了國中，剛好要選類似社團的課，但我想要上的課一個也沒選到，後來被老師指派去上「說話課」，當時的我好抗拒，因為那得上台面對很多人演講啊！還記得第一個的演講題目是「我最喜歡的運動」，我的天啊！我是個超不喜歡運動的人，要怎麼說才好呢？輪到我上台的時候，我腦子一片空白，只好隨口說：「我最喜歡的運動是打躲避球，但是我發現我每次都只會被

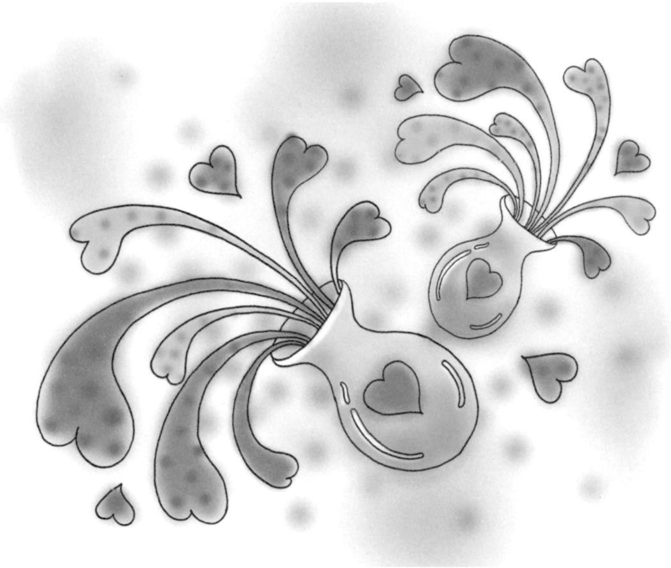

球打。」說完這句話，台下同學笑成一團，我傻了，我被球打這麼好笑嗎？但這一笑也化解了我演講時的緊張尷尬，然後我接著說：「雖然常被球打，但是把我打死的同學很開心，因為他們可以得分。所以被打沒關係，因為打躲避球讓我覺得我的死很有價值。」說完後全班哄堂大笑，然後我就下台一鞠躬。後來老師給出了一個我也不敢相信的評語：「幽默詼諧，有未來的大將之風。」也許是因為這個鼓勵太大了，所以我漸漸地喜歡上說話課。同時，我也去買了很多腦筋急轉彎的書和笑話集，開始很認真地在背笑話和謎語，就這樣每次上課只要我上台，全班都會哄堂大笑，所以我的人緣越來越好，朋友也越來越多。想不到就因為一門說話課，開啟了我對於站上台的渴望，也讓我想起國小時期常常作的夢，我告訴自己：「沒錯！就是站上台就對了！」

夢想站上舞台，成為老師

當時的聯考制度讓我開始思索：什麼學校才能讓我當老師？然而那時候的師專取消了，所以只能考上一個好高中再考大學，才能當老師。那時的我沮喪極了，因為看不到希望，我的數學和理化成績一直都沒有超過我國中時候的體重，有五十分我就很偷笑了，所以考上好高中對我來說真是一場遙不可及的夢。

就在我想不到方法的時候，命運之神眷顧我了！我遇到了國中的健康教育老師，她是我的恩師，當時我是健康教育小老師，所以我很天真的問她：怎樣才能變成老師？我也想要教健康教育，因為我覺得這個對人最有幫助，數學要算很麻煩，國文要背很討厭。老師就告訴我：「妳可以念護理，之後再想辦法轉為教師。」聽完老師的回答，我好雀躍，所以就把目標訂在護專，心想著：如果我考上，就離夢想不遠了！就憑著一股想望與傻勁，真的就讓我吊上火車尾，考上了慈濟護專。

其實在放榜的前幾天，爸爸很擔心我的爛成績沒學校念，當時我們家對面有家商店，店家的工讀生是一個台大學生，聽說他有感知未來的能力，老爸常去那

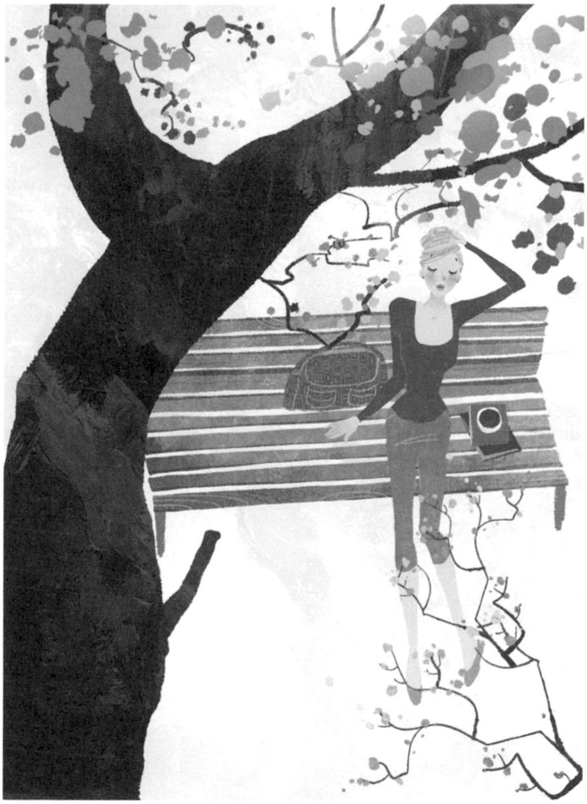

買咖啡，兩人因此成了有話聊的朋友。他告訴爸爸：「你不用擔心你女兒，她是帶天命來的，老天已經幫她安排好一條路。她會去念慈濟，因為透過那樣的訓練，她才會知道如何幫助別人。」這件事爸爸一直放在心底，直到放榜時才告訴我，他說怕被我吐槽，所以決定事情成真了再說。在事情發生後，我才真的覺得，似乎諸事在冥冥之中，早有定數，好像我的人生方向早就被設定好了，而那個設定我生命劇本的人是誰啊？我想不出來，也不想知道。我相信既然有劇本，那就一定按劇本走，而我也告訴自己：不要忘記初衷，雖然當時的我還是不知道他們所謂的天命是什麼。

念護專的五年，是我人生中最精采的部分。在慈濟裡，因為我一直認定我有「天命」要做，所以我拚了命地當志工帶營隊，也跟著慈濟的師父們到處行善，希望實踐所謂的天命。在那五年裡，我開始體驗到和我同年齡的人不一樣的人生。當大家都還在談戀愛時，我開始跟著精舍的師父走入人群，看見許多悲慘的人，像是生病卻無法繳出醫藥費，或是因為貧窮所以必須一個人做好幾份工作，甚至把女兒賣出去……在我小小年紀的腦袋裡想不透人生怎麼這麼苦？所以我告訴自己要把更多的快樂帶給別人。也因為到醫院做志工，更發現生老病死是無法避免的，因而開始告訴自己要做一個有用的人，而且要想辦法把快樂帶出去。

生命的轉折：帶著勇氣，面對病痛的考驗

專科畢業，是我離開舒適圈的開始。之前在校時看盡了生老病死，還以為自己有多成熟，回到台北出了社會才知道什麼是人性和現實，當時自認為成熟的我覺得生老病死並不算什麼，所以很勇敢地選擇了血液腫瘤科，想說我要去帶給癌症病人快樂。這個念頭一起，不得了了，果真是一個身心鍛鍊的開始！

當時我的第一份工作是在醫院的腫瘤科病房，剛出社會的我很多人情世故不懂，還非常自以為是，以為在臨床實習個幾站，受到慈濟人的愛戴，自己就很厲害，到了臨床才發現完全不是這麼一回事。當時的我技術不夠純熟，同時要照顧這麼多癌症化療的病患，對我來說真的很有壓力，因而常常一上班就頭暈想吐，沒來由地就瘦了快十公斤，而且臨床指導我的學姐非常嚴格，她希望我可以做得更好，所以我回家也有讀不完的書，整個人處在高壓的環境，覺得自己快要崩潰了。

想念花蓮，賠上一個月薪水

那時候的我好想念花蓮的環境，在那裡，至少累了可以去海邊吹吹風，但在台

爸鬆了大大的一口氣，但是醫生接著說：「雖然不是淋巴癌，但依目前的症狀看來，也是一種罕見疾病，我無法幫妳診斷，只能幫妳轉診去台中看我的老師，請我的老師幫妳診斷。」我馬上從雲霄飛車頂端又掉下來。「罕見疾病」，這樣的未知比已知更恐怖！隔天我搭上車南下台中榮總找醫生的老師，他也是一位風濕免疫科的權威醫師，醫師立即安排我住院，並進行全身性的檢查，徹底找出病因。那一次的住院，沒有人陪我，因為那時候的我只想一個人冷靜，不想要被太多的關愛打擾。住院期間每天的抽血、點滴，我的雙手佈滿了瘀青，那一個禮拜是我覺得人生中最漫長的一個禮拜，我每天躺在病床上看著窗外，心想著：我的人生怎麼了？為什麼大家都在高高興興地上班，下班去唱歌聚餐，而我卻躺在病床上面對將來完全的未知……

晴天霹靂的全身檢查報告

報告證實我得到的是全身性血管炎，這是一種罕見疾病，當時全台灣不到五十個人有這樣的疾病，就因為這樣我有資格獲得一張重大傷病卡，當下我不知道怎樣應付突如其來的狀況，唯一能做的事情就是接受。我用顫抖的聲音問醫生：那要怎麼辦？醫師告訴我：「目前只能用類固醇和免疫抑制劑控制白血球，妳現在免疫系統過分亢進，自己打自己，如果可以穩定地控制白血球，妳就需要終生服藥，以避免免疫系統繼續亢進；但如果控制得不好，通常得到這種病最多只能活十年，因為病因不明所以目前也只能這樣治療。」

聽完後我腦袋晃了好幾下，只有十年可以活嗎？難道今天就是來審判我，告訴我只剩下這些時間？

慶幸的是，我還有十年可以完成夢想，不幸的是必須終生服藥。當下我別無選擇，只能開始不停地吃類固醇，最高紀錄曾經一天要吃到二十顆的藥量。出院後我就回到工作崗位繼續上班，看到病床上的病人，我更能體會他們生病的心情，所以更想要付出些什麼，因為只剩下十年，我不能白過！

服藥過了兩個月，類固醇的副作用開始跑出來，我的臉越來越圓，肩膀越來越厚，體毛越來越濃密。

站在鏡子前面，我崩潰了！向來很愛漂亮的我無法看到這樣走樣的自己，我看著自己的眼睛，大哭了起來，歇斯底里地吼叫：「為什麼是我？為什麼？我做錯什麼嗎？我什麼都沒做，而且我還一直想要幫助別人，老天真的有眼睛嗎？」

我趴在地上大聲哀嚎，雖然當時沒有人在旁邊，我卻多麼渴望我的聲音被聽到，因為我好害怕，不知道我會變成什麼樣子。記得那一夜我哭了好久好久，最後趴在地上睡著了。醒來又是另一天的開始，我帶著腫到只剩下一條線的眼睛到醫院上班，像往常一樣推著車發藥，跟所有病人開玩笑，完全沒有人知道我昨夜的掙扎，大家都只以為我不過是睡前喝太多水而已。

下了班，我再次鼓起勇氣走到鏡子前面，看到了鏡子裡面的自己，想想事情應該還不是最糟糕的時候，我跪在窗邊，對老天爺說：「我的願望是繼續活下去，祢可以幫我嗎？我願意做更多的事，我只想要活下去！如果能讓我活下去，我願意做所有的事，只要祢告訴我我能做什麼！」說也奇怪，當下我感覺一道溫暖的光從天而來射入心裡，似乎在告訴我：「妳的心我知道。」所以我的眼淚又再度潰堤，我知道我的祈禱被應許了！

但我的病情並沒有好轉，疲勞又讓我無法繼續輪大小夜的班，所以我提出了辭呈，決定回到台北，重新規劃日後的人生！

走入人生另一階段，新的家庭新的試煉！

回到台北後，我先找了一家小診所，過著朝九晚五的生活，但是我發現這樣的我並不快樂，每天都無聊得不得了。雖然病情慢慢穩定，但對我而言，沒有產值的生活不是我想要的。於是我就想再找別的工作，讓我可以有更多與人互動的機會，但是很多我想要的工作都必須有大學的學歷，就在那個時候，我奶奶剛好股票大賺，就發給孫子們吃紅獎金。就這樣，拿到這筆錢的我決定要去補習考二技，在補習的這一年，我同時也去了銀行上班，後來很順利的考上中山醫學院二技的護理系，完成大學學業。

考上二技後我在銀行總行的工作也被調派到分行，我記得當時上課時間是每週四、五，所以面臨卡到上班的問題，但銀行經理很寬容地告訴我，只要我把業績做起來，不進辦公室也沒關係。若我再硬要離職就真的太不近人情了！在轉調分行的同時，我也認識了我的老公。

就這樣我半工半讀的生活開始了四個月，當時因為公務的關係常常與我的主管一起到外地去找客戶，一路讓我感受到從未有過的呵護與照顧。有天，他突然問我要不要讓他照顧一輩子？我完全沒想過這件事，那時二十三歲的我，只覺得結婚會不會太早了點？我跟他說我有病，而他是獨子，我不確定我有沒有辦法生孩子，也不確定能不能活超過三十歲，但是他給的答案都是肯定的，他說：「不管妳發生什麼事，我都會在妳身邊。」所以當下就答應了他。

為愛不顧一切，走入婚姻

在我們認識的第四個月，我就告訴父母我要結婚了，爸爸很擔心我的身體狀況，他告訴我：「妳可以同居，也可以搬出去，就是不要那麼早結婚，可以嗎？」但我還是堅決要結婚。

然而爸爸還是堅持反對，但我當時就是這種不屈服的叛逆，別人越反對我就越要做的性格（我的叛逆期來的真的有點晚！），所以我也顧不得他們是不是同意，我跟老公討論好，因為在

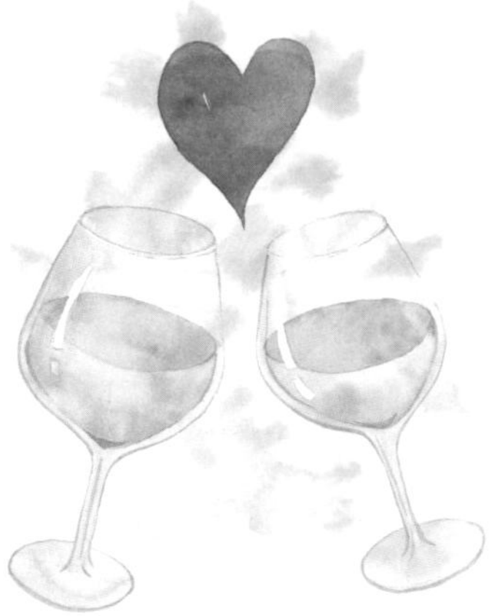

台中上課，那就到台中法院公證吧！反正當生米煮成熟飯，誰反對都沒用，總不能叫我離婚吧！於是我真的很天真地找了兩個公證人，就在台中法院公證結婚完成了終生大事。

新的家庭，新的衝突

因為老公身為家裡的獨子，我也一共有四個大小姑，所以婚後生不生小孩這件事情成為眾人注目的焦點。當下我很不明白，為什麼這麼多人總是關心別人結婚後要不要生小孩？我真的覺得那是夫妻兩個人要去協調的事情，但是許多人都很喜歡干涉。我記得結婚不到半年，幾乎大家天天都會問我這個問題，當時我也找了不孕症專科檢查，但檢查結果一切正常，也因為這樣我跟老公之間有很多的情緒，我請他去向他的家人解釋，生小孩這種事情必須順其自然，當然我也明白大家的關心是好意，但是當時我真的被所有周遭的輿論逼到快要無法呼吸！因為這樣，我到榮總的安寧病房兼差，然而下班後我還是不想回家，所以我就常在外面遊蕩，一直等到老公下班才一起回去。那時候我一直想著，如果有自己的房子，不用再跟公婆住一起，是不是就會比較快樂一點？我那時一點都不明白婚姻帶給了我什麼，只覺得它像一個無底的深淵，所以不斷地想要搬出去，但是老公又是獨子，這種事對他來說更是加倍的為難。

氣息開啟新的視野，帶來救贖！

在念二技時，有一堂性教育的課，老師在課堂上提到「氣味引誘異性相吸」的費洛蒙理論，當下我馬上閃過：「不孕難道是我不夠吸引我老公嗎？」的念頭，所以我聽得特別認真，當老師講到香水、精油，一切跟香氣有關的吸引理論，我一下課就馬上衝到百貨公司，找了幾家精油專櫃。看到了新奇的「花藥」，專櫃小姐要我隨意抽出三支花藥，並且很準確地解析出我的心情，我還記得那是急救花樂、橄欖和橡樹。她說我已經身心俱疲，有辦法想到沒辦法了，我聽得流下了眼淚。當時因為全身性的血管炎，每天都要吞類固醇還有止痛劑，一天吃個二十顆的藥是常有的事，再加上不孕症纏身，我們四處求醫，不論西醫還是中醫，又或是三太子或基督禱告，我都嘗遍了卻仍無效，因此那時我的壓力大到經常在深夜時一人暗自流淚。

香氣精靈的療癒能量

回想那段期間，我已經很久沒有感受到這樣的放鬆，就好像看到浮木般，我多麼渴望自己可以快點游上岸，而「花藥」開啟了我對於生活的另一種想像與希望。於是回到家後，我瘋狂地搜尋網路上的資訊，發現原來花藥與精油是兩個不同的領域，唯一的共通點就是他們都是植物，也在那時我知道了原來還有「芳療師」這樣的行業，我細細研究後才知道，原來國外的芳療師並不像我們一般坊間所以為的按摩而已，專業芳療師要諮商個案，要經過解剖生理學、精油化學、心理諮商等等一系列的訓練，而這些課程都是告訴我們精油的真實療效，以及如何運用在人體中。於是我毫不猶豫地加入了美國NAHA高階芳療師的訓練。

當時的這個決定並沒有任何人支持，因為學費是十二萬台幣，而我的手頭並不是那麼寬裕，當時戶頭裡僅有的十二萬是我結婚時奶奶給的嫁妝，而我沒有絲毫的猶豫便領了現金去報名。再一次我不顧旁人的反對，還是堅持做了！從此踏上了芳療之路。我現在終於領悟到一句話：當日的絆腳石，是今日的墊腳石。

新女性與舊傳統思維的碰撞

一開始學習芳療並沒有讓我的生活狀況好轉，反而讓我更敏感地看到更多事。因為不孕以及真的無法處理與公婆之間的摩擦，加上我也不想再毫無改變的生活下去，因此我們很快就找到了一間小房子，雖然是預售屋，但只要一交屋我們就能立刻搬出去。那個時候我一心只想著要搬出去，好不容易盼到了交屋日，在完全沒有事先告知公婆的情況下，就開始打包準備走人。我必須承認，我非常不擅長處理與長輩之間的關係，因為我對於權威式的壓制非常叛逆，總覺得只因為你是長輩就可以不在乎晚輩的想法，太不合理了。但後來我知道了這是一種傲慢，也是神要教我如何克服的功課。

心靈重獲自由，卻是生活艱困的開始

搬出去後我的確自由了，我非常開心可以有自己的家，不需要再繼續過著下班後到處去流浪的生活，但是接踵而至的問題是，我們必須支付兩棟房子的貸款。記得那時候的我們身無分文，全身的現金加起來不到五百塊，有連續好幾個月底我們夫妻倆都必須找可以刷卡的店家吃三餐，因為手頭上的現金少到連吃小吃店的少少零錢都不夠。

我們過了一段很困難的生活，期間裡我繼續學習芳療，同時也在榮總的安寧病房一邊打工，一邊完成二技的學業。搬出來後的第一年，我二技畢業了，於是換了工作到藥廠做電話衛教諮詢，那時候我開始接觸到大公司的運作，見識到他們是如何分部門，如何溝通，如何轉介……而當時我的芳療學習也告了一個段落，拿到了美國高階芳療師的認證。後來，芳療學院的校長說我很有演講的天賦能力，問我要不要到那裡教書，於是開始了我兼差的教書生涯，也是我演講的起步。那段時間非常密集的訓練了我與他人的應對，因為平日的工作是客服衛教專線，而假日兼差的上課演講，我越來越有自信，也越來越能駕馭舞台。生活經濟情況有稍微好轉，但還是必須省吃儉用，同時我也開始嘗試推廣芳療，常常拉著小小的皮箱到許多醫院去演講，有時候甚至是義務性不收費用；儘管開銷其實不小，但是我願意捨棄買新衣服和好吃的，一心就是想把這個理念讓更多人知道，因此累積了不少人脈。

在藥廠一邊做正職的工作，一邊演講，隨著演講的次數越來越多，我認為自己需要再拿個碩士學位，站上舞台才更有條件。

起了這個念頭後，我發現我必須得補習，可是那時候我的預算有限。當我到了補習班坐在櫃檯前的椅子上，我問招待人員：「我只有兩萬塊，但想要考公立的碩士班，有沒有哪間學校符合我的條件？」她想了想告訴我，師大衛教在職專班最適合我的條件。聽完後我看了一下學校的錄取率，只有大概百分之十左右，但我還是想就賭看看！所以我馬上報名，開始我的補習生活。下班後就趕去上課，而週末假日也到補習班去看教學錄影帶，如果還有剩下的時間就繼續兼差教書。那段時間我過得好充實，而老公也剛好在二技進修，所以我們各自為自己努力的生活，完全沒有什麼爭吵，也沒有多想生孩子的事情，一心只想快點完成學業。

新生命的到來，決定重回婆家

後來研究所放榜，我考上了，為了犒賞自己，我跟朋友們自己組團準備到峇里島玩，但老公因為工作的緣故沒辦法去，所以我就自己開心的出國放假。到了峇里島，我覺得很疲倦，胃口也不是太好，猜想應該是水土不服，回到台灣後生理期竟一直不來，我也猜是出國旅遊的關係。後來老公說不然驗孕看看，雖然我們等了五年，已經沒有抱太大希望，卻沒想到這次的驗孕棒出現兩條線！我拿在手上一直不停地發抖，心想怎麼可能？啊！原來在國外的那些症狀都是害喜，我打電話給老公的時候他還一直叫我不要開玩笑。後來他下班趕回來，我們馬上到附近診所檢查，結果真的懷孕了！

因為懷孕初期要安胎所以辭去了藥廠的工作，懷孕四個月後開始在企業及學校任教，開始我教學接案的生活，同時進行我在研究所的課業。剛好預產期是在寒假，所以寒假一結束，我還是繼續接案上課的生活，還好當時老公、娘家和婆家都願意幫忙照顧，所以我帶小孩的時間算是彈性，也因此能無後顧之憂地去追求自己的成長。當小孩七個多月大的時候，有一家保養品公司找我去當教育講師，我也欣然地接受，期間學會了什麼是建立教育訓練制度，小孩就先交給保母照顧，我下班再帶回來。一段時間後，外面的案子和工作時間無法平衡，只好忍痛離職，因為我很清楚，我能發揮的舞台不只是這份工作，所以我又回到接案教課的日子。

好不容易研究所兩年的學分修完，準備第三年寫論文時，沒想到又懷了第二胎！就這樣，讀研究所的三年期間，我生了兩個孩子、寫了一篇論文，這過程現在回想起來還是覺得很不可思議！孩子出生後，我想是時候搬回婆家了，其實我真的不想讓老公這麼為難，我知道他身為獨子的想法，我也明白公婆會想跟孫子住，所以過去的一切就讓它過去吧！

於是我們把房子賣了，賺了一些錢，跟公婆一起換了一間新房子，人生也開始踏入新階段。

找尋記憶中的味道——咖啡的氣息牽引&香氣的魅力

研究所畢業的前一年，我開始在華夏技術學院當兼任講師，拿到碩士學位後副校長為我申請了教育部的講師資格，所以我開始到各大學當兼任講師，也在高中當護理老師，那時常常跟年輕人在一起，讓我多少能了解年輕人的煩惱，同時我也知道自己已經具備許多幫助他人的條件，也從來沒有忘記過「天命」這回事，一路上走來有太多的貴人相助，我知道出書的時間到了，這是當初對自己的承諾：要讓更多人看到芳香療法的好處，提倡「預防更勝於治療」的觀念。於是很順利地出了我生命中的第一本書。

書一出，我開始上媒體通告，我體會到作家的生活，也認識更多更多不同的朋友。因為媒體的曝光，讓我站上更大的演講舞臺，從原本的十個聽眾到三十個、三百個、六百個……演講多的時候還從早上十點講到晚上十點，幾乎每個月都馬不停蹄地趕場，但不知為何總覺得心好空。有一天，我沒課也沒有通告，在家裡看著亂七八糟的書房，還有兩個小孩，突然發現自己一直在追求的目標竟然不見了。以前沒有這些的時候，我一直努力想讓自己得到，現在通通都得到了，我知道此刻我的心應該要很

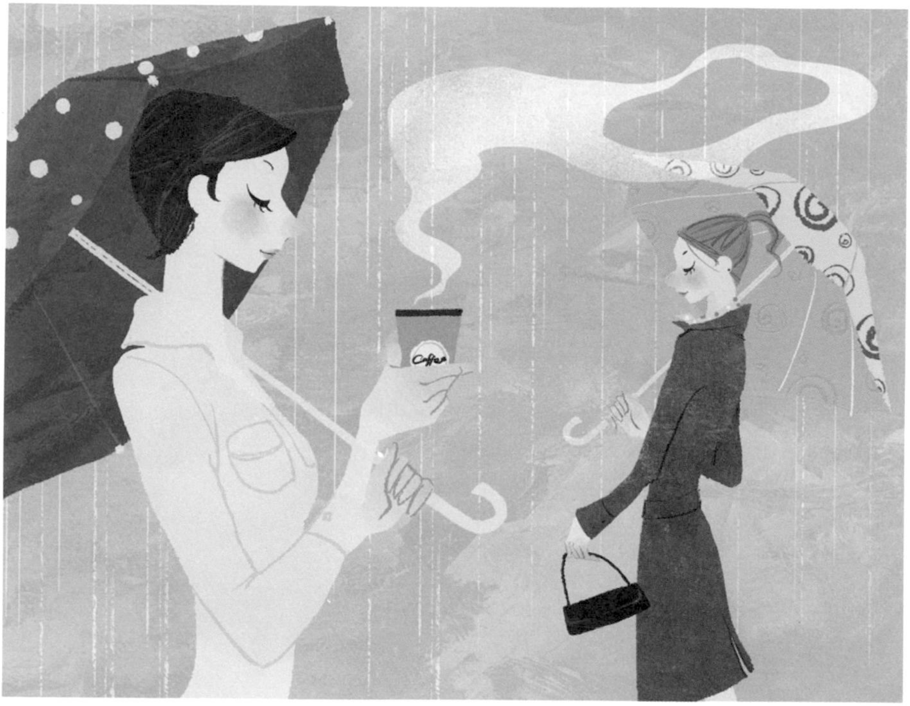

Part 1

與氣味相遇之初——我的故事

充實、豐富，但是突然之間我覺得很空虛，心中好像有個角落卡住了，讓我沒辦法看清自己真正想要的。

機緣巧合，開啟身心靈探索之旅——成為氣息智能師的契機

這一段時間因為我的心裡實在覺得太空虛了，我一直想要找到我生命所追求的意義是什麼，我不停的反覆問自己，直到有一天有一個朋友邀請我到鋒魁文化生活館參加活動，因為這樣認識了TINGSHIJA老師，回想第一次見到TINGSHIJA老師，老師第一眼就看穿我的心思，老師告訴我我想要追求生命的答案與使命，需要透過天賦能量鍛鍊才能夠真正啟動，才能找到我的使命，因此我開始在鋒魁文化生活館接受TINGSHIJA老師的天賦能量鍛鍊，也因為這樣我也加入了鋒魁文化生活館的講師團隊，在這裡開始開辦精油講座，一直到現在的莊園精品咖啡講座。這一路過來的天賦能量鍛鍊，TINGSHIJA老師也讓我從芳療師的角色跳脫成為氣息智能師，氣息是宇宙的能量，智能是提升能量的方法，透過鍛鍊成能自助助人的引導師。

因此有一天我突然領悟到老師告訴我的：「妳要從精油的五感提升到用莊園精品咖啡體驗第七感，這是妳的使命。」

從第五感到第七感：天然精油VS香精&一般咖啡VS莊園精品咖啡

高純度、天然的香氣讓人會有不同的感受，純精油的香氣讓人聞起來是舒服、不刺鼻、有層次感，與其他不同種的精油調和後會有豐富的層次變化；而香精的氣味則較平直，變化性不多，如果是劣質的香精聞起來則會有刺鼻感。

再來比較一般的咖啡與莊園精品咖啡的不同，一般的咖啡香氣無層次，且冷了之後很難入口，但莊園精品咖啡從乾香、濕香、熱飲、溫飲、涼飲、杯底，各有不同的香氣，層次分明，而且越冷越好喝，更能引發嗅覺與味覺的層次饗宴。

由於精油的香氣直達腦部的邊緣系統（第五感、第六感），而邊緣系統主要是掌管情緒，所以香氣可以幫助人們看到自己的情緒，能使情緒得到暫時的安撫與平靜。品莊園精品咖啡除了嗅覺以外還能透過味覺去感受，因此在腦部的作用不單單只是在邊緣系統，還會擴大到腦部的整個整合（第七感）。所以，品莊園精品咖啡對於情緒來說不只有安撫，還能夠幫助轉化，讓自己除了可以看到自己的情緒及問題之外，還能夠轉化想法（因為大腦重整了，所以幫助神經迴路再生），此即精油與品莊園精品咖啡心靈層次上的差別。

原來精油主要在嗅覺發生作用，主要反應區為大腦的邊緣系統，所以只能對情緒產生反應，且精油品嚐時在味覺上是沒有味道的，但莊園精品咖啡入口後口感層次多變，在熱的、冷的、溫的時候喝，其風味變化完全不一樣！而透過品味莊園精品咖啡的時候大腦會重新整合幫助大腦神經迴路新生，不僅只是在情緒上有調整還能幫助轉念，改變思維，這就是第七感的概念。

品好能量的莊園精品咖啡——喚醒內在的第七感

為了更認識第七感，我開始研讀很多的資料，首先是趙世晃醫師的《味覺智能》，他書中提到：「味覺記憶是人生最原始的記憶，所有的記憶都有味道，保留記憶的味道，創造記憶的味道就是人生，而認識心靈的味道，是打開味覺知能的一大步……」當我看到這段話的時候，感覺後腦勺一陣酥麻，原來嗅覺與味覺兩者對於一個人的記憶有著如此無法抹滅的強烈連結！

後來，我又找到兩本書，一本是《喚醒世界的香味》，書中提到品咖啡能夠整合大腦的語言、思考、聽覺、視覺，腦部整合後便喚醒許多曾有過的經驗；另一本是《第七感》，作者是丹尼爾・席格，書裡說明自我蛻變的新科學，結合西方腦神經科學與東方冥想，開啟認知自我與感知他人的神祕鑰匙。其中也提到大腦神經迴路有

「可雕塑性」，作者指出人的習慣與行為都必須透過自我覺察，才能感知原本的神經迴路怎麼走，進而新生或重塑。要練習這種感知能力的條件就是「專注」。而時下所論及的不管是正念或是靜心，其最終目的都是為了訓練專注力。當我們專注的時候，第六感會被開啟，我們就可以感知自己內在、增加直覺力；而當我們的能量提升到第七感，經腦部整合後，就可以感知他人，產生同理心。

回想品咖啡與練習專注力的關係，我體會到在嗅吸、破解每種不同的咖啡豆的香氣時，必須要很專注才能有所感受，在入口品味的時候也需如此。當進行手沖這個動作時，也必須全然專注，才能把一杯咖啡沖泡得完美極致。於是，我開始學習手沖咖啡，學習品莊園精品咖啡，而且我們專找限量的咖啡豆下手，每個月總要花上萬元買工具，但它卻讓我從每種

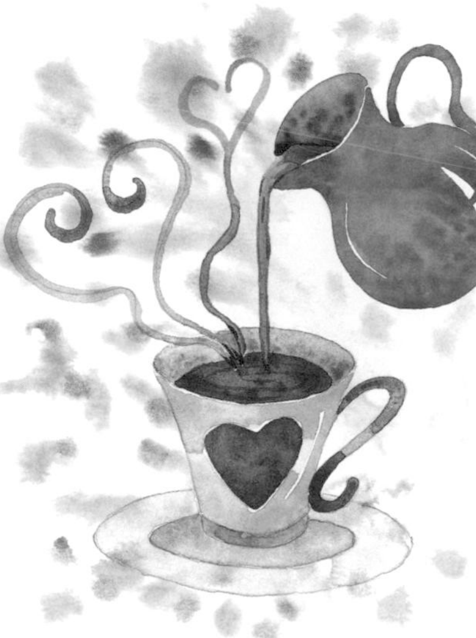

不同的咖啡裡品嚐到各種失落的記憶，而且越來越快樂。每一次品咖啡的過程，總會讓我靈光乍現，回憶起某個時候發生的某件事情，以及心情，還有我緊抓住的情緒代表著什麼。

過去學習芳香療法的底子，再加上品莊園精品咖啡的技能，我開始思考：「我真正要做的是什麼？」、「透過嗅覺與味覺，我能為人類帶來什麼？」

有句話說：「當你想要幫助世界時，全世界都會聯合起來幫你。」那時候的我在尋找著咖啡與記憶的連結，發現每款不同的咖啡豆，所呈現出來的風味，真的都會蘊含當地的文化香氣；像是巴西的豆子，因為香氣在口中的包覆感很強烈，讓我感覺到母愛，而且許多烘豆師在找基底豆的時候，都會使用巴西的豆子，要成為基底豆表示它能與許多的豆子互相融合。

當然不是每款咖啡豆都能讓人驚豔，好的咖啡會因為天時地利人和的生長條件，加上烘焙師的火候掌控，就能保留住咖啡豆裡的營養素，在飲用時，這些營養素及香氣會幫助大腦產生出 α 波，幫助大腦及身體放鬆。另外，手沖咖啡時要心平氣和，有足夠的穩定度才能沖泡出一杯富含好能量的咖啡，利用味覺及嗅覺打開記憶的閘門，從五感上升到第六感（內在感知），再提升到第七感，促進大腦神經迴路的活絡，進而使左右腦相互平衡，甚至可以有效預防失智症。

「氣息智能師」就是要先把自己的頻率調成高頻的氣息，才能夠將自己的高頻率用以幫助提升他人的氣息智能。而現在，我透過品咖啡這樣的工具，讓每個人每天在品咖啡的同時提升自己的氣息智能，當氣息智能漸漸提升，第七感就會慢慢打開，而能開始與周遭環境的頻率互動，然後產生同理心，帶來良好的人際關係。如今（二〇二〇年）我已再次提升，運用植物淬煉的氣息能量，擴大至空間及領導學中，將這樣的理念傳達並協助啟動內在轉化的我，則是稱為「植萃智能師」。

想通之後我開心極了，開始以氣息智能的概念演講，慢慢地，有許多人接受了這樣的理念，也在品莊

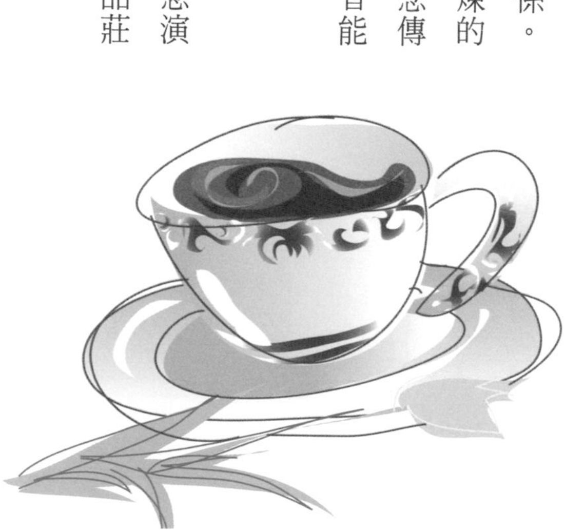

園精品咖啡後發現人際關係真的有所改變，因為他開始知道如何去同理周遭的人。因此，我更迫不及待地想要把這個理念分享出去。初期找了一些出版社，因為想法太新很難被理解，後來很慶幸地遇到蔡總編這個知音，她第一眼就從我的所有內容裡挑出「氣息智能」這個議題，於是我成了身心靈作家，又離我的天命更進一步了。

Part 2

氣味與大腦

從第五感提升至第七感！

每天透過一杯咖啡的時間，
品味每種咖啡帶來的不同氣息，
透過品咖啡的過程靜下來自我察覺，
透過品味與咖啡對話，
開啟更多不同的想法關於如何與人相處。

你的心創造了你的世界

之前流行一時的《祕密》一書，還有日本江本勝博士的《生命的答案，水知道》，講的都是心念是一種頻率能量，所以當你發出什麼心念，就會和什麼頻率共振。有一句話說：「禍福無門，唯人自招。」這就足以說明你是什麼你就吸引什麼，就像花吸引蜜蜂一樣的自然，你的朋友是什麼人，你就是什麼人。現在這些也都透過科學的實驗，證實頻率波的共振是真真實實的存在。

在江本勝博士《生命的答案，水知道》一書中，當我看到水結晶的時候真的有被震撼到，水具有記憶性，只要你對一杯水一直講好話，水的結晶就會很美，但如果一直批評它、罵它，水的結晶就會變得很醜。人體百分之七十是水，而我們的想法意念與語言就是一種頻率，都會記憶在我們身體的水結晶上，當身體的水結晶長得美，身體就健康，身心就會愉快，所以身心靈的健康取決於每個念頭的發生。

在氣息療癒中學會溝通

當我在教芳療的時候，常常提到精油能量共振，會跟學生一起玩香氣抓周的遊戲，就是隨機抽出三支精油，透過這三支精油解析你目前的情緒狀態。這項遊戲往往都是課程裡的最高潮，因為每個人都很渴望了解自己；透過植物精油的屬性，類似於花語，我們可以解讀自己內心的狀態。

當然我也有遇過非常理性的學員，記得有一次，有一個大學男教授來學芳療，舉行這個遊戲的時候，他非常不認同地說這不科學，要我拿出數據給他看，才願意相信這是真的。

我笑問他：「請問你有多愛你老婆？」

他傻眼地看了我一下，告訴我不要離題。

我說：「我沒有離題，你先回答我。」他答：「很愛，不愛我幹嘛娶她？」

我說：「那很好，你可以提出證據證明你很愛她嗎？請把數據給我，我才能相信你真的很愛她。」

當下他沒有多說什麼，所以我繼續說：

「我不需要你給我數據，就相信你真的很愛她，因為很多事情是一種感受、一種感覺，並不是所有事情都能用數據衡量，但是它的確存在。」

工業革命後，人與人之間變得機械化，親子之間的關係也漸漸疏遠，現在的社會與過去人情味濃厚的形態相比，狀況已經改變許多，生活中的許多社會案件也都讓人心驚膽顫，什麼時候人和人之間的距離變得這麼遠？就連坐在旁邊的兩個人也要用手機才能溝通，無法面對面說。人的大腦分為左右兩邊，左腦管邏輯、理性、數字、計算等，右腦管感性、藝術、空間等，過去的教育過度訓練我們的左腦，所以我們變得非常理性，當然就少了感性；而少了感性，在許多表達還有愛的傳遞方面當然就常常變成「愛在心口難開」。在做芳療的那幾年，我發現許多人內心的煩惱常來自於不了解自己和不了解別人，所以沒有辦法達到良好的溝通，不然就是認為有講話就是溝通，卻很常有溝但是沒有通。

讀懂自己&對方的心

許多親子關係很微妙，父母一直認為給小孩限制與建議，是為了小孩好，而弄到親子關係破裂，小孩委屈父母也委屈，這些都緣自於無法放開自己去傾聽別人內心真正的需求。說起來簡單其實並不容易，直到我讀了丹尼爾・席格的《第七感》，以及洪蘭教授的書，才發現人與人之間的溝通，與大腦的神經迴路有密切關係。許多人的大腦因為沒有整合完畢，導致語言表達與思考無法連貫，想的和說的往往不一樣，就容易產生誤會；再來就是舊有的神經迴路思考模式，容易造成先入為主的觀念。

用心去愛與相處，孩子會知道

我上課的時候常常會表演把手舉起來，作勢要往前揮的動作，停格後我問現場的人：「有誰知道我下一步這隻手要做什麼？」台下有許多不同的聲音，有人說我要打人，有人說要打蚊子，有人說就只是舉著，有人說沒有要做什麼……許多的答案，都緣自於過去的經驗，我就會開玩笑說：「說要打人的小時候一定常被打！」因為過去的記憶會變成一個神經迴路，而我們往往都用經驗在解釋現在所看到的一切，所以每個當下的自我覺察很重要，要常常審視自己的念頭是正面還是負面，並且要去承認自己的確擁有這樣的想法；不要急著去批判自己想法的是與非，因為只有在全新專注面對自己的時候，才能看見自己內在真正的問題，也才能嘗試解決問題。這種練習很重要，尤其在人際關係上，有許多人老是無法和別人相處，因為他連自己都無法相處了，怎麼會有辦法和別人相處？

親子之間的相處更是如此。我在學校教書的那幾年間，觀察到親子衝突往往來自於父母的強勢，我並不是說父母不對，而是其實大人可以用更多的時間傾聽孩子內心真正的需要。我能明白父母對於孩子的期待，深怕漏了哪個環節，孩子可能就會脫鉤，但是根據我的經驗，其實越無法感覺到愛的孩子會離家越遠，因為家無法讓他滿足「被了解」的這項需要，愛孩子又不等於溺愛或是凡事順從，其中的技巧只要我們打開第七感，你就能明白孩子想要的是什麼，然後學會知道如何與孩子相處，當然第七感的開啟與人際關係有著密不可分的關係。

什麼是第七感？

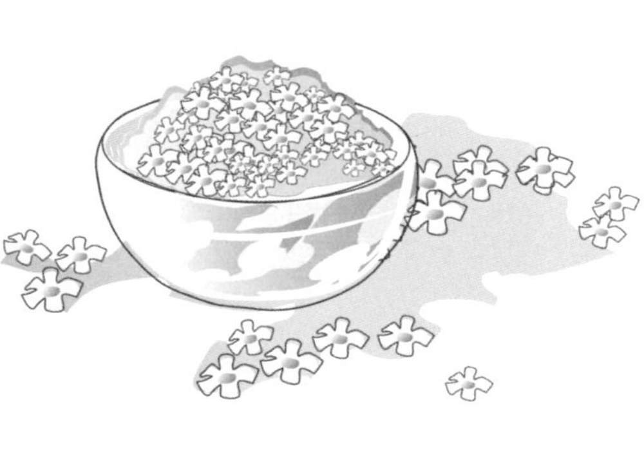

簡單地說就是讀心，能夠讀懂自己和對方的心。

在遠古時代沒有語言沒有文字，人與人之間如何溝通？當時的人類透過肢體或是表情去了解對方的感受，是一種調整彼此頻率的過程，這種「調頻」則是現代人必須要練習的。與自己調頻、與孩子調頻、與另外一半調頻、與周遭調頻……因為現在有了語言和文字，這些最原始的功能就被關閉了，然而這種能力並不是全有或全無，它可以透過持續的練習，逐漸把能力鍛鍊回來。

但是有幾種例外的情況，例如：自閉症或是有神經相關疾病的人，這樣的鍛鍊也無法使其發展出第七感的神經迴路，因此，只要大人願意和孩子調成一樣的頻率，就能回應孩子的內心，並且也會讓孩子感受到自己的內心狀態。

歌蒂韓、溫蒂・荷頓的著作——《陪孩子靜心10分鐘》，就清楚地講到如何帶著孩子去培養第七感，第七感是一種同理心的表現，而父母的態度會影響孩子在同理心上的表現。這道理其實很簡單，只有你被理解過，才知道被理解是什麼感覺，也才會知道如何理解別人。在我的人生經驗裡，我即使給孩子再多的能力也不及有溝通力來的重要，建立良好的人際關係才是真正決定未來成功的條件，人事人事，把人處理好，事情自然就會處理好。

我記得在大學教書時，有一個學生因為翹課太多被學校退學，學期末沒來考試，我很驚訝，因為我每堂課都有看到他啊！後來同學才告訴我，只有我的課他會出現，其他課他不會來上課。我非常好奇為什麼這個孩子會有這樣的行為，於是向同學要了他的號碼打電話問他。他告訴我在學校裡沒有一個老師會在意他的感受，就是上課下課，他不知道這對他而言意義在哪裡，我說：「這是一種學習的態度，意氣用事只會讓你自己沒有台階下。」雖然他的感覺是如此的真實，但是在處理上可以更有智慧更圓融。我們聊了一下後，他說希望下學期還能復學，我問他：「那我這門課的學分對你之後會有影響嗎？」他說會，所以我請他補一篇期末報告並答應會讓他過關，同時也請他遵守承諾，不要再用這樣的方式處理內心的情緒，他也答應了我。現在這個學生已經成家立業，我很為他開心，知道他沒有辜負當初對我的承諾。跟學生、孩子相處是種教學相長，這個事件讓我體會到什麼是第七感，當時我可以狠狠地罵他一頓，也可以不打那通電話或是採其他的做法，但是我的良知告訴我，要以愛去了解學生的需要。

人與人間相處，「質」比「量」重要

人與人之間的關係需要溝通，我和公婆用第七感溝通用得最多，因為公婆沒有讀書，所以連要寫字條跟他們溝通都難，老公大我十歲，公婆的年紀與我差得更遠，所以我們之間真的有三代的代溝。以前我不知道該怎麼和他們相處，只能用情緒表達我的想法，但是在他們那個年代的傳統觀念裡，媳婦的地位是卑微的，不能夠有太多的意見，偏偏我這種個性，要我不說話比登天還難，但後來我也漸漸找到一套能夠和他們相處溝通的方法。

溝通的藝術：真誠告訴對方自己的想法

記得那次是我的公司剛剛成立，我一個人做五個人的工作，非常地忙碌，那天凌晨兩點多回到家，我倒頭就昏睡，隔天又起了個大早準備到公司，我公公卻開口數落了我一頓，他說一個女人家這樣成何體統，還打電話給我外婆，我當下氣炸了，努力工作也錯了嗎？當下委屈得流下眼淚，但是我也沒多說什麼，拿了包包我照常去上班。到了公司我的情緒平復了許多，我想如果沒有把這個問題解決，以後一定還是會再發生，所以我決定坦然面對，將所有的事情攤開來講！

當天我把工作丟著，晚餐時間一到馬上回家，在餐桌上我深吸兩口氣，我從來沒有想過我會這樣跟我公公對話，我對著我公公說：

「爸爸，我當您是我爸爸而不是公公，所以我有一些心裡話想要告訴您，如果您當我是女兒，我請您聽我把話說完。」

我公公仍舊氣焰很高地說：「好啊！妳講，給妳講，不然人家都以為妳嫁來這裡過得多痛苦。」

我說：「可以請您跟我說話的時候不要這麼刺嗎？您所說的每一句話，我聽起來都讓我覺得很難過。」

我公公愣住，他從來都沒有想過，他的說話方式會傷害到我，當下他並沒有說什麼，只是靜靜地聽我把話說完。同時我也向他解釋，昨天的晚歸是因為公司有很多東西必須要完成，沒有人想要晚回家，我賺錢是希望能夠讓兩個孩子以後有更好的生活環境與教育，也希望老公可以不用這麼辛苦。

那天的談話就到這裡，我老公從頭到尾都沒參與，但我理解他的處境，站哪邊都很為難。很多朋友問我，難道我不會怪老公不出面嗎？其實，我明白男人在面對這種事情因為立場的關係，很難處理得完善。有時候當你真的站在對方的角度去了解，就不需要再苦苦相逼，如果可以順勢讓對方回頭來感激妳，那才是聰明的作法，愛對方是一起面對考驗，而不是一直考驗對方。

從那天後，我再也沒聽過公公對我說一句重話，甚至當我晚回家，他還會幫我準備宵夜。這樣的轉變讓我感到驚訝！後來大姑才跟我說，隔天一早我出門後公公打電話給她，問她說：「我說話真的很不中聽嗎？」大姑委婉地告訴他：「是的。」我舉這例子，並不是說每個人都學我做同樣的事，就會有一樣的結果，也不是要大家去頂撞長輩。我要分享的是：人的心都是柔軟的，只要你自己願意真的打開心房，對方一定可以感受的到。講到這，有些人會羨慕我怎麼有這麼好的大小姑，其實我有四個大小

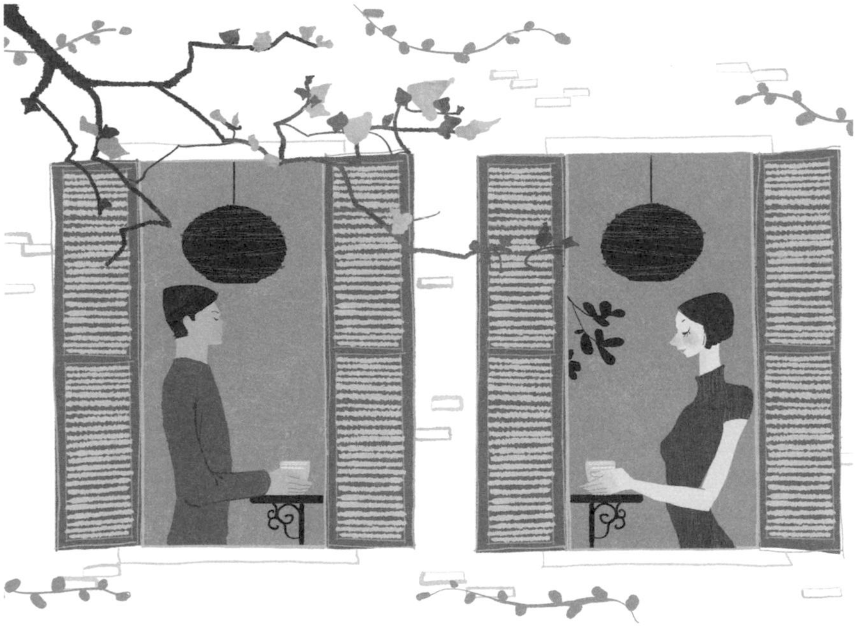

姑，能相處融洽，是透過無數次的溝通而來的，當然我真的非常感恩，遇到明理的大小姑！每個人來自不同的家庭及成長背景，對於許多人事物的認知肯定也有所不同，在這磨合的過程尊重彼此的不同就是包容。

身教重於言教，愛孩子也要會愛自己

在老一輩的觀念裡我算是家裡最叛逆的女人，很有自己的想法，向來沒把家庭和小孩放在人生的第一順位，所以大小姑都曾試圖要勸我希望我能退讓。而當時我的做法，就是把大家找來圍桌吃飯，在飯局上我們當面把內心的想法通通說清楚講明白，讓彼此的想法能達到共識。在追求夢想的過程中，連我的媽媽都說要以家庭為重，但是我很清楚我當下在做的事，能真正的幫助我的孩子。我覺得與孩子相處「質」比「量」還要重要，因為有時候雖然和孩子在一起，但如果你心不在焉，孩子其實是會感受到的。我在與一些個案訪談時發現，很多時候媽媽們走不出家庭重返社會的情況，都常說是為了孩子而走不出去，但其實是因為她們自己內在的恐懼，擔心孩子成長後離去或是不再被重視、關注，而事實並非與孩子有直接真正的關聯，孩子有時候只是一個藉口而已。所以我都會鼓勵媽媽，要愛自己、看到自己的真正需要，才能給予孩子真正的愛與快樂。

我和孩子相處的時間不多，大多數的時間我都獻身在工作裡，只有爸爸陪他們，有一次我就問兒子：「我陪你的時間那麼少，你會不會不開心？」

兒子很純真地看著我說：「不會啊，妳要去賺錢我才能繼續讀書，而且我以後也要像妳一樣當總經理。」

聽到他懂事的回答，我真的好感動。長期埋首於事業的我，難免對孩子有所虧欠和愧疚；然而有一次兒子學校的園長跟我聊天，她告訴我：「媽媽千萬不能內疚，否則會把這樣的思想傳給孩子。只有妳變好，小孩才會更好！」

後來我真的發現身教比任何事都重要，父母的一舉一動都是孩子學習的榜樣。有次孩子看完我上電視的播出，兩個孩子很高興的告訴我：「媽媽，我看妳在電視上耶，下次我也可以去嗎？妳為什麼那麼棒，我以後也要！」

這些話更鼓勵我繼續在事業上努力，因為我知道孩子們都體會得到這一切。

氣味，喚醒記憶中深藏的回憶

這十幾年來的演講，我都希望把這樣的觀念分享出去：現在的我透過品莊園精品咖啡與人溝通，然而最早我是透過精油去看見自己的內心。因為精油的香氣通過嗅覺會到達大腦正中央的邊緣系統，邊緣系統是情緒中樞，所以當你聞到香氣時，情緒的覺察會變得敏銳，而品莊園精品咖啡，是透過嗅覺及味覺來整合腦部。精油能讓人覺察自己的情緒，而品咖啡則可以轉化自己的情緒。

同樣的味道，被不同的回憶詮釋

早期每個星期三的下午，我都會跟著芳療老師到精神科，為病患演講、用芳香療法幫助他們緩解情緒。

第一次去的時候，有一名病患以很防備的眼神跟肢體語言問我：「妳們來幹嘛？」我們回答：「來上芳香療法，等一下有興趣可以到交誼廳來聽課喔！」

那名病患跟著我們進到交誼廳，我把擴香儀拿出來，放了佛手柑精油在裡面，那位患者貼近擴香儀香味的出口，深深地吸了好幾口，然後一臉感動的告訴我：

「這個味道了解我！」

當下我傻了，果真是很有靈性的患者！開始上課後，他也一直很認真地聽課，下課後還很有禮貌地問：「請問下禮拜妳們也會來嗎？」

我說：「是的。」

他很高興地說：「如果我還沒出院你們一定會再看到我！」

當下我很開心他喜歡。

一週過去後我們又來到病房，這次這位患者時間還沒到人已經站在大門口迎接我們，同時他還吆喝其他病友一起來上課，我心想這個氣味的威力也太強大了吧！下課後他跑來問我：「芳療師妳覺得我今天表現好不好？」

我答：「非常好啊！」

他縮一下脖子，吞了一口口水，問我說：「那上次那個味道可以再讓我聞一口嗎？」為了獎賞他，我拿出精油讓他聞了好幾口。

有了這次的經驗，我深深體會到香氣與一個人的連結，他能夠與香氣共處代表了在他的世界裡，這個味道曾經帶給他許多的幸福感。

我也曾經聽過國外的一個案例，有一對母女，十六歲的女兒得到血癌，女兒在安寧病房的那段時間，媽媽每天用薰衣草幫她按摩，後來女兒過世，媽媽就再也沒有辦法聞到薰衣草的氣味，因為一聞到便馬上想起女兒。

香氣的記憶性非常強烈，也有許多研究說氣味是尋找似曾相似的回憶，所以後來我在引導品咖啡時的嗅吸香氣，發現每個人對於香味的詮釋有全然不同的感受。

咖啡中的日曬豆有很強烈的發酵味，住南部的人會說是豆腐乳，住中部的會說有豆味，當然外國因為沒有這些食材，所以他們說不出這類名詞，他們會解釋為發酵味。因此不同的文化與生長背景的人，對同樣的氣味也會有不同的解讀。而多聞富含快樂記憶的氣味，就能提升心靈的正能量。

很慶幸我們的神經有「可塑性」，指的是腦部可

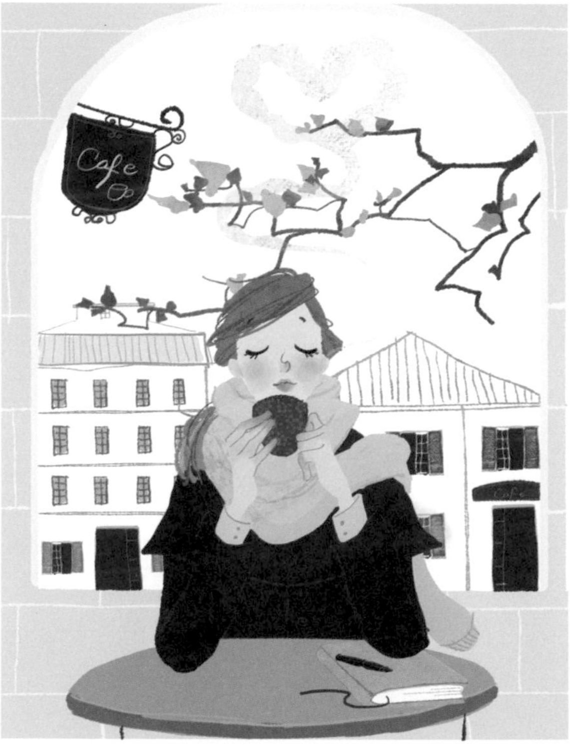

以透過適應新的經驗，創造出新的神經連結，長出新的神經元，所以我們透過經驗、練習等方式就可以把新的神經元養的又肥又美。想要改變想法與思維，不停的練習是必要的，我每天透過品一杯咖啡的時間，品味每種不同的莊園精品咖啡帶來的氣息，透過品咖啡的過程靜下來自我察覺，透過品味與莊園精品咖啡對話，開啟更多不同的想法關於如何與人相處，及如何轉化情緒改變神經迴路。

早期我曾經接了大安區和北投區健康服務中心「樂齡長者」的活動，主要是幫助失智老人延緩退化，當時我用芳香療法做了實驗，發現我用七種不同香氣的精油讓他們上七次課後，他們居然會認出這七種味道是什麼，我也讓他們品嘗花草茶，而這些失智長者也都會對香氣有記憶。這點讓我很感動，原來香氣會讓一個人的記憶如此深刻與難忘，後來我的學生把這個概念，延伸到她工作領域上，用品咖啡的方式讓失智的長者做實驗，她發現失智長者在品完咖啡後能分辨哪種咖啡好喝，並且在過程中長者們之間也會有互動。這些結果讓我很興奮，發現品咖啡對於人際關係的促進真的是一個很好的工具，難怪英國詩人會說：「我請你喝一杯咖啡，表示我想讓你走進我的心裡。」

學會和自己相處，也學會和別人相處

感官的刺激其實是從胎教開始，我當初與「亞培媽媽教室」合作了四年，講的就是胎兒五感。胎兒其實在兩個月大的時候，感官就已經慢慢地開始有感覺，所以有人說懷孕的媽媽「隔牆有耳」是真的！許多的研究都說明了，胎教對於一個孩子日後的人格發展是很重要的關鍵，所以媽媽們在懷孕期間就要保持良好的心情。

懷孕也能喝咖啡，適量就好

我曾經碰過好幾個孕婦，上課時跟我說她們懷孕前都有喝咖啡的習慣，懷孕後沒喝心情都很不好，想偷喝又有罪惡感……這樣胎教會好嗎？其實我自己懷孕的時候在念研究所，不喝咖啡我實在無法撐下去，當時我去找了資料，也請教婦產科醫師，他們都告訴我一天不要超250cc的量就好，而且喝好的咖啡，對於放鬆心情也有幫助。那些媽媽們聽聞之後全都鬆了一口氣。

當時我與許多媽媽分享運用感官做胎教與寶寶互動，出生後與孩子的互動仍然可以靠著觸覺持續完成，可以幫嬰兒按摩，或替寶寶挑選一個屬於他自己可以擁抱的娃娃，這些互動的目的其實都在於跟孩子調整成一樣的頻率。我的孩子從小我就幫他們按摩，所以我知道他們的身體哪裡喜歡被觸碰，哪裡不喜歡。

孩子透過大人們尊重他們的個別性，進而了解、學會每個人都是獨特的，所以我們需要去包容與體貼不同的人，因為一個從小被尊重的孩子，長大後才會懂得如何尊重別人，但是目前的教育大多不允許小孩有自己的想法，造成小孩也會覺得別人有自己的想法是錯誤的。很多時候從父母本身做起，才能影響孩子更多、更深，身教才是調頻率最好的方法。

透過氣味分子交流情感

經過了大大小小五百場以上的演講，包括安寧病房的芳香療法、類風濕性關節炎芳香療法、親子芳療、視力保健芳療、失智症芳香療法、胎教五感、精神病患芳香療法、情緒芳療……在看到露易絲賀的書《創造生命的奇蹟》時，又再次驗證了所有的身體症狀其實都和情緒、思維有著密不可分的關係。所以，要徹底改變這些症狀的根本作法是改變我們的想法，念頭轉了，健康就跟著轉。這也是我自己面對疾病那麼多年後所印證到的事實。從心靈層面來看當時免疫系統病變的這個問題，剖析後可以發現我是個自我要求過高的人，常常不放過且逼迫自己，過去的我，卻從來不知道自己是用這樣的想法在生活。靜下心來檢視自己的每個念頭後，才發現原來自己時常自我批判，稍有犯錯就會不停地苛責自己，後來才開始學會對自己說肯定句，告訴自己：「一次的錯誤或是失敗不代表我這個人多麼的糟糕，這只是一個歷程。」漸漸地，我跟自己打好關係，病情就好轉了。但，我跟別人的關係呢？我要怎樣提升自己讓自己可以與更多人和諧相處？一個人的心量多大，就看他能跟多少不同類型的人相處。

我發現，精油的香氣是調整與自己的關係，而咖啡的香氣卻是調整人際關係。以餐桌上的人際關係為例，「吃」是最容易與人連結關係的過程，因根據研究發現，香氣和吃的滿足感皆可以活化人腦，能使思考力和控制力等互相協調，促使維持並長出新的腦神經迴路。而「吃」同時也是人類最原始的本能，如果把「吃」這件事情昇華，就會變成一種文化，一種人與人情感交流的過程。

曾經流行過一個廣告詞：「再忙也要與你喝杯咖啡！」相約喝咖啡這件事已經變成人與人之間要談心的代名詞。曾經有過檢測，人們在聞到咖啡香的時候，腦內的 α 波會被釋放出來，顯示咖啡有舒壓及放鬆的功效；觀察人聞咖啡時的心電圖也發現，自律神經會從興奮轉為鎮靜，提升副交感神經的優勢。

我八十幾歲的外婆已經服用高血壓藥好幾十年，當我在做這些研究的時候，她總是會默默地支持我。雖然她一直有喝咖啡的習慣，但是都是喝三合一咖啡，我跟她說要喝好的黑咖啡身體才會健康，她就接受了我的建議，改喝黑咖啡。三個月後，她說回診時發現血壓降低很多，醫生問她有沒有特別吃什麼？她想了想也只有喝咖啡而已。後來醫生便調整了她的血壓藥，現在持續喝咖啡，血壓也很穩定了。後來有次我與自然醫學博士陳俊旭博士碰面，跟他提起這件事，他說因為副交感神經被活化，所以導致血壓下降。我聽到之後實在是太振奮了，我本來只是想讓外婆喝杯好咖啡，沒想到有這樣的附加價值！

在品咖啡「靜」的氛圍中，讀懂周遭的訊息

生活裡每天充斥著不同的氣味，每種氣味的記憶都儲存在我們的腦海裡，一種味道會引發出一種感覺、一種情緒，甚至是一段記憶。羅普著的《記憶的祕密》一書提到：「記憶是被成套的氣味喚起。雖然人類能夠察覺約一萬種不同的氣味，但對簡陋的人類鼻子而言，並非所有的氣味都一樣特別。」依據耶魯大學及約翰皮爾斯基金會實驗室的肯恩表示，最容易認出的氣味是咖啡及花生醬的香味，只有能被認出的氣味才能與記憶連結。

喚醒第七感的關鍵——氣息辨別訓練

當初因為接觸品精品豆咖啡，後來陸陸續續有許多關於「第三波咖啡革命」的理念開始被報導，我才知道原來我所做的「品莊園精品咖啡」這件事，符合第三波咖啡革命的精神，這個革命在美國一九九〇年就被提出，台灣已經晚了很多年，第三波咖啡革命的精神是「以更明確的產區、莊園、緯度、海拔、處理法、微型氣候和品種，來論述不同地域之味，這就是精品咖啡的靈魂。」此外，相較於過去咖啡豆的重烘焙

方式，第三波則改以「淺中烘焙」，詮釋精品豆明亮活潑的酸香水果調。咖啡豆在淺中烘焙的狀況下，保留了各式的香氣及前中後味，從剛入口、在口中停留，一直到入喉之後，咖啡展現著不同的芬芳，那種酸味，不是澀，而是清亮帶果味的酸香。

經過我的觀察發現，好的咖啡的確會讓人放鬆想睡覺，而不同於一般的認知會提神或是心悸。現代人容易緊張又壓力大，而透過品咖啡的過程則可以整合腦部語言、視覺、聽覺、思考區域，另外，氣息智能是喚醒第七感的關鍵，當我們能與咖啡的氣息流通，品懂這杯咖啡要傳達的信息是什麼，就可以漸進到品人的層次。品咖啡是一個訓練，最終我們要學會的是品人、了解人，因為了解之後才知道如何創造雙贏的人際關係。

從精油到咖啡，這兩樣同屬於香氣的工具，是我目前拿來提升氣息智能很生活化的訓練方式。你每天或許都會喝上一杯咖啡，但是你曾經好好地品味過手上這一杯咖啡嗎？或是你有好好地為自己沖泡上一杯咖啡

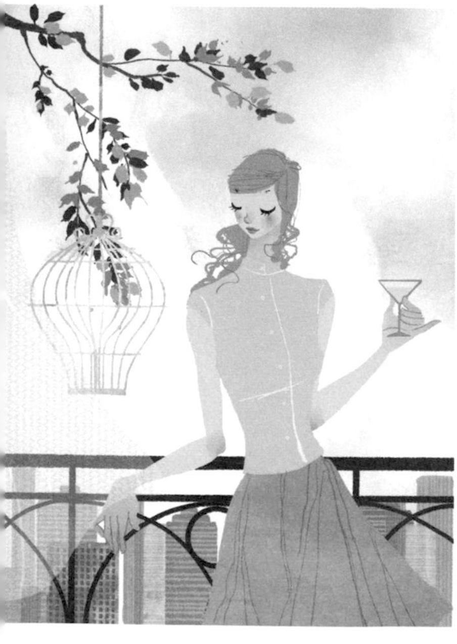

嗎？我開始學習手沖咖啡的過程，就像學習茶道，當心靜下來的時候，我可以體會到我、手沖壺、水、咖啡粉，這幾樣物品之間互相交流的感覺，這個過程就是「氣息智能」。「靜」是氣息智能非常重要的一環，太煩躁的情緒要讓它慢慢穩定下來，水太燙還是太涼？水柱大還是小？手感要強還是要弱……在種種情況下仍專注於只想要把咖啡沖好的當下，沖泡出來的咖啡總是特別甘醇有故事。

在沖泡咖啡的過程中，學會觀察與靜心

有次我和老公有過小小的衝突後，我試著沖泡咖啡穩定情緒，結果泡出來的咖啡極苦無比，這讓我想到：看同一本食譜，為什麼每個人做出來的風味都不一樣？每天煮同一道菜，但是卻會因為當天的心情而反映在菜是否好吃。其實這就是食物的氣息與我們當下的情緒氣息產生頻率共振，而食物誠實地反映了自己當下的狀態。當我們可以透過這樣的過程，去自我覺察，慢慢地也會懂得去覺察別人的心，發現每個人天生的慣性與個性。

有時社會上發生自殺案件後，周遭的人都會說：「天啊！我完全看不出來他會做

這種事情，明明昨天我們還一起吃飯啊！」這就是人與人之間第七感的調頻天線沒有打開，當你打開時，你一定可以感受到其中細微的變化，所以說，從五感（視覺、嗅覺、味覺、聽覺、觸覺）接收到外界的訊息後，只要一直訓練腦神經迴路的敏銳度，慢慢地就會感受到自己的改變。

又例如，我們之前可能吃到不少地溝油，但為什麼沒感覺？因為我們五感塞住了。但如果我們透過訓練把感官變得細緻，就會開始品味到不同之處，也就能感受到原來地溝油在舌頭上會有一層油油的厚重感，進而也會有直覺力告訴自己這有問題！慢慢地，你也會感受到自己身體的變化，覺察身體第六感的狀態，而當我們的身體變得靈敏後，就越能去察覺周遭環境的狀態，感知到每個人的情緒與需求，也會在不知不覺中領會如何與人相處。

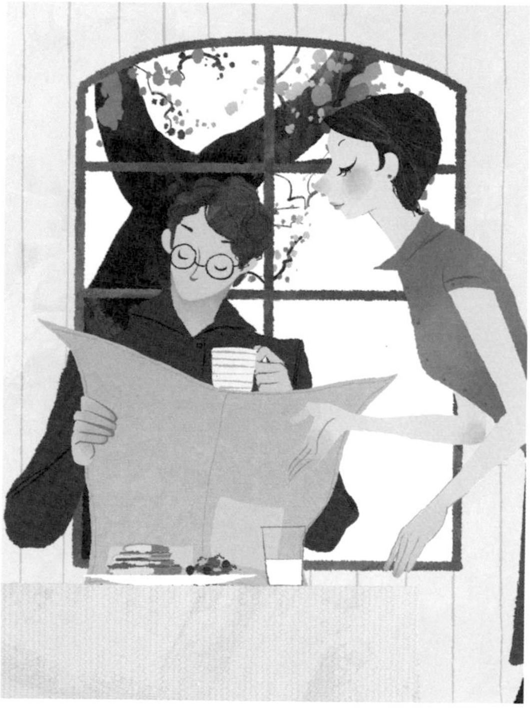

因此咖啡適合作為喚醒記憶的氣味。不同的咖啡有著不同的個性氣息，人無法記得被塵封的記憶及無法了解的事，可以透過咖啡香氣喚起，透過記憶的整合能看到更完整的自己。只有看到更完整的自己時，才能更明白如何與他人相處，而不受情緒及過去經驗的影響。

不管在書上或生活裡，我所認識的成功人士都告訴我：「人事人事，把人搞定事情自然就搞定。」訓練氣息智能最終的目的就在自己與他人的調頻，然後可以轉化，這裡所謂的「轉化」並不是指強硬地改變對方，而是同理對方；當人覺得自己被了解、被接納之後，才能敞開心房，於是雙方就可以有良好的溝通與互動。

當達到共識，轉化了彼此的關係，事情自然就能圓滿處理。

從「品」的細緻裡，提升心靈層次

氣息智能的培養需要時間，**不是一蹴可幾**，**嗅覺與味覺的訓練也不是一天兩天的事**。我記得當初學品酒的時候，旁邊的同學都可以講出一堆的味道，什麼皮革什麼紫羅蘭、百合花……而我只有喝到酒精味，其他什麼也沒有，甚至還很驚訝酒裡面有這些味道嗎？後來學習了大概半年的時間，沒想到我也真的可以慢慢品味出很多不同的香氣，那時候我才發現自己「品」的功夫進步了。

品咖啡也是一樣的，十幾年前開始當護理師的時候，為了輪三班開始愛上咖啡，認為喝咖啡可以提神，能撐過難熬的大夜班。是多麼迷人的飲料啊！然而當時的社會對咖啡並沒有很講究，我從即溶式開始喝起，所以對咖啡的認知也只有咖啡味，其他什麼也沒有，直到我接觸到莊園精品咖啡，我才知道咖啡還有分水洗豆、日曬豆等，各有不同的氣味，喝起來還真的層次很多，有巧克力香、含笑花，還有洛神花、熟果酸……這是我以前從來沒有體會到的，所以我現在每天都泡一杯莊園精品咖啡，好好地感謝自己，也會和朋友分享，讓好的氣息在自己與他人間交流，是一件很美好的事。

這兩年來我開了上百場的講座，看著很多學員從一開始不會品咖啡，完全喝不出什麼味道，到能夠很細緻地說出咖啡的層次風味有哪些，他們開心得像學會走路的孩子，我就覺得好滿足。有一位學員跟我分享，她跟媽媽之間的關係不太好，每次只要一開口講話，沒到三句就會吵起來。她媽媽每天都會喝三合一咖啡，她就開始試著每天泡給媽媽喝，沒想到因為這個舉動，讓她們母女關係越來越親近，開始有了共同的話題，會討論哪種豆子好喝、哪種味道不同，而不再討論結不結婚、存不存錢的問題，彼此間的紛爭也變少了。

品味咖啡只是在感官，但是如果把品味提升到心靈的層次，會發現一杯咖啡就能帶出很多的感動，這樣的故事幾乎天天發生。

曾有位媽媽因為不知道怎麼跟自己的孩子相處，只要小孩洗澡或寫功課速度緩慢，她就會非常暴走，開始吼小孩罵老公，看全家都不順眼。但當她冷靜下來後，就會開始責怪自己為什麼要這麼衝動。在某個機會下，我跟她分享氣息智能與第七感的概念，她開始每天靜下來泡咖啡給老公喝，自己也品嚐，然後她發現，大概經過三個月，她慢慢地能夠控制自己的情緒，當看到不順眼的情況也不會那樣爆炸發飆，而全家人也都發現她的轉變，因此小孩變得更快樂了。有快樂的父母才會有快樂的孩子，這也是個很好的寫照。

Part 3

氣味分子的輕旅行

22堂咖啡＆精油
的
氣息轉化課程

跟著氣息的旋律，

感受生活中美好的詩意！

Lesson 1

勇敢作夢，相信自己才是真自由

每一件事情，都是從一個叫「決心」的種子開始，種子能否順利發芽，就看要衝破泥土的決心有多強大。

但，人會害怕未知，也習慣窩在舒適圈裡。許多人不願意改變，是因為自己認為「最壞也只有這樣了」，所以寧願拘泥在自以為最差的現況裡；也有人在原地躊躇，左思右想而導致自己舉棋不定，煩惱一重又一重而無所前進。

你需要的氣息 金黃的甜橙給你幸福味

許多人一聽到甜橙精油，就會說：「這個精油感覺很幸福！」這是烙印在大家腦海中，對這個香氣記憶的分享的一種直覺反應。

甜橙的氣味，總能讓人感到放鬆與快樂。甜橙精油取自於甜橙的果皮，其形象徵圓滿，鮮豔的黃色果皮與帶橘色的精油，在視覺上給人一種新奇感，會讓人有想要挑戰的衝動。所以很適合在年初時用來提升想要衝刺的勇氣，特別推薦你在壓力大得焦頭爛額時使用，身心靈一定可以獲得撫慰。

在我諮詢的經驗裡，最需要這類精油的人，通常是對事情想很多、要求很高、害怕出錯而無法放鬆的人，他們常會因為想太多而遲遲不敢放手行動。因此甜甜的氣味，可以讓你放鬆，相信自己，感受宇宙能量的安排，並鼓勵你勇往直前。

再看看甜橙縱切圓圓的一格一格，你不覺得很像暗喻一個個舒適圈嗎？因此你一定要勇敢跳脫原本的舒適圈，才能看到真正的希望喔！

你需要的氣息

巴拿馬藝妓的清柔花香引你放鬆自處

我也發現有一支咖啡的風味性格，可以帶給你需要的安撫。

巴拿馬藝妓咖啡，是世界新的冠軍咖啡豆，它即使落在艱苦的環境下，都能堅定的生長出來，屬於極稀有的特殊品種。它的花香味，層次輕柔且變化多端，象徵著在困難的環境中努力突破時，還要能夠像輕柔的氣味一樣輕鬆自處。接著細細品嚐每一口咖啡中，不同層次的果酸味，這是一種轉化，一種改變，同時也訴說著一份相信。你真的相信自己能做到突破與改變嗎？真正的相信，是當你先相信後再看見，並非先看見才相信，兩者有很大的差別，因此，對自己有強烈的信心，才是真正獲得勇敢的開始。

香氣記憶的分享

在香氣抓周的遊戲中，通常挑選到甜橙精油的個案都有幾個明顯的特質，不是非常的無厘頭、天馬行空，就是很膽怯，或是在很多事情上鑽牛角尖。幾年前有一個學員，我認識她的時候，她每天把自己的行程排得滿滿的，四處忙亂地要自己拿到這個證照，或要學到哪些東西。

我問她：「妳學這些東西的目的是什麼？」她說因為要上台講課，怕自己學識不夠，會被問倒，所以拚了命地一直學東西。然後我說：「那妳現在上台講課被問的問題和妳學的有沒有關係？」她想了一想，說：「其實沒有完全相關。」所以，我認為其實她需要的不是不停地去學新的東西，而是把所學的內化後，以自己的風格與特色呈現出來。接著的半年期間，我們一直想辦法消除她對自己沒自信的恐懼。

有一次我們一起在品藝妓咖啡，我問她：「妳從裡面感覺到什麼？」她說：「藝妓咖啡的風味微酸，花香層次明顯，很像在花園裡踩著泥土地的小孩一樣自在，什麼都不要想，全然的展現自己。」對！就是這個！我告訴她：「妳就是要以這樣的心情站上舞台，舞臺下的人是因為被妳吸引，不是因為妳學了多少東西而追隨妳，很多博士學歷和學識都比我們還高，但是為什麼還是沒有舞台魅力？因為真正好的講者，不是為了展現自己學到多少東西，這對下面的聽眾一點幫助都沒有。要了解妳的聽眾想要從妳身上獲得人生經驗與未來方向的指引，妳才是最好的常識來源，而非知識。」

透過一次次的品咖啡香氣，她慢慢地放鬆了，漸漸看到自己的優點和特色，逐漸增強對自己的信念，她不再到處學習，而是統整之前所學的，變成她自己獨特的風格，現在的她已經可以站上百人的舞台，向大家傳達理念與想法。

其實我也曾經歷過相似的歷程，剛開始演講的我很在意台下每個聽眾的眼神和表情反應，只要大家笑得開心，我就覺得很滿足；但若有人睡著了，我就會陷入懊惱的情緒。有次，我向一位資深講師聊到這種心情，那位前輩告訴我：「人家會睡著，有可能是因為她小孩昨天生病了，照顧孩子一整晚才沒精神。不要因為看見一個人打瞌睡，就忘記現場還有數百個人在等著妳表現。」頓時，我像是被打了一巴掌一樣，突然省悟！她還說：「不要急著在舞台上表現自己有多厲害，聽眾需要的是，從妳身上看見他們的生活解答。所以有時候這反而是一個很好拉近距離的機會，妳可以藉此關心大家說：『最近天氣多變化，有小孩的要注意不要感冒了，不然照顧生病的小孩是很辛苦的呢！』然後就可以帶到一些幫助預防感冒的常識，只需要花個30秒說些題外話，大家都會覺得被關心了，那種感覺特別溫暖呢！」

每日小練習

進行練習時，請將品味精油香氣與品莊園精品咖啡分開執行，因同時進行多種品香訓練時，容易造成混淆，導致模糊各香氣的原貌，因此建議在練習時將兩種方法分開，擇一練習即可。

方法一

每日讓自己歸零兩次，抽出10分鐘與外界隔離。早晚來一杯能讓自己有歸零能量的藝妓莊園咖啡，為自己找一個舒適的空間，放著輕快的音樂，細細品味咖啡的香氣與口感。這樣的放鬆練習，有助於右腦的發展，能激起你對夢想的熱情與感動。

方法二

心情煩悶的時候來一杯現榨的柳橙汁，酸酸甜甜的香氣，能讓心情慢慢舒緩，甜甜的口感滋味使人有清新的體驗。

Lesson 2

活出自己的願望，而非他人的期望

從小到大，有多少的選擇是源自於自己內心的嚮往？我們往往為了符合更多人的期待，而忘記傾聽自己內在真正的聲音；從小一直試圖做個聽話的「乖小孩」，而無法成為為自己的夢想負責的「好小孩」。

活出真正的自我，需要信心、勇氣、毅力來擅用自己的天賦才能，為自己的夢想爭取，才能活出喜樂的人生。

你需要的氣息

千變萬化的迷迭香，豐富的生命力

一提到迷迭香，很多人會直覺聯想到烤羊排或是花草茶。在台灣迷迭香是很常被栽種的芳香植物，它千變萬化的用途奠定了迷迭香在大家心中的實用地位。

迷迭香的生命力強，很容易栽種，不需要太肥沃的土壤，因此它象徵著植物對於環境有著很好的適應性。迷迭香有清新的青草味，帶著木頭底調。

在醫學上，迷迭香被證實對於失智症的預防有明顯效果，迷迭香精油可以刺激腦部，增加記憶力，它涼涼的味道，還可以幫助提神醒腦。當一個人的大腦清晰、思考靈活、不容易僵化，就可以與環境產生良好的互動，便能發揮自己的長才。

你需要的氣息

衣索比亞耶加雪夫日曬咖啡豆，以日曬的奔放引你釋放出才華

耶加雪夫是衣索比亞的一座小鎮，這裡自古是一塊濕地，在古語裡，「耶加」指的是安頓，「雪夫」就是濕地的意思，合起來即為：「在這塊濕地安頓下來吧！」有一種安定且自成一格的性格。

這款豆子早期是以傳統日曬的方式處理，後來水洗技術的發明，就以水洗豆居多，近年來吹起復古風，就又改回以日曬處理，但是日曬的過程非常容易失敗，因此更顯得這款咖啡豆格外珍貴。耶加雪夫咖啡豆有獨當一面的特質，它的香味帶著茉莉

花與檸檬皮的清香，是會令人感到清新且明確的風味，還有隱隱強而有力的霸氣。

一口咖啡在嘴裡有著果香、花香、日曬太陽的溫暖香氣，多種層次的千變萬化，有如味覺的萬花筒。

香氣記憶的分享

迷迭香精油是我在失智症患者身上或是預防的課程裡，用得最多的一款精油，當輕度失智症的患者嗅吸後，都會很直覺地提起自己的專長。

有次我在課堂中以迷迭香精油做嗅覺刺激的時候，發現一位杜教授在課程中一直不停地在紙上寫各種名字。我問他：「這些是誰的名字？」

他拿著整疊密密麻麻的名字，一張一張告訴我：「第一張我兒子的名字，第二張是我女兒的名字，第三張是我的愛徒的名字。」然後接著說：「我每天都寫他們的名字一百遍，因為我怕會認不得他們，只能用這樣的方法一直寫、一直寫，強迫自己把這一切記下來。」

聽完他的話我突然覺得眼眶熱熱的，突然明白我們擁有一切，卻擁有得太理所當然，甚至試圖想要遺忘一些。

他太太在旁邊安安靜靜的陪伴著，等他把名字寫完。他太太說：「我先生一輩子都在為別人著想。父母要他念書，他就一路念到博士，結了婚他就努力當個好先生，當了教授也一直想該怎樣幫助學生。我不明白像他這麼好的人，老天爺為什麼要這樣對待他？」

我問：「那他這輩子有什麼夢想嗎？」

他太太說：「夢想當然有啊！其實他一點都不想要當教授，他想當導遊可以環遊世界，但是他怕讓所有的人失望，所以盡全力扮演自己的角色。他大半輩子都沒有為自己活過，好不容易退休了，想要開始環遊世界，沒想到卻發現罹患失智症……」

然後我請杜教授聞一聞迷迭香的香氣，問他感受到了什麼。他回答：「如果人生可以重來，我希望做自己喜歡的事，不再害怕別人失望，因為現在生病的我看到他們對我的失望與同情，讓我更覺得沮喪。雖然大家都跟我說沒關係，但是我知道我未來會為大家帶來更多的悲傷，所以現在能做的就是用這樣的方式，好好的記住大家。」

後來我輾轉知道，那一年杜教授的生日，全家人帶他一起出國，圓滿了杜教授的夢想。家人們一直不知道父親的心中原來有這樣的遺憾，但經過這次的旅行讓彼此的心更親近了。

隨著時間推移，其實我已經漸漸遺忘杜教授的故事，直到有一天，一位曾經聽過我演講的學員Jenny來到店裡品咖啡。

我記得那是個很冷的冬天，她帶著一盒蛋糕來找我，我沖好耶加雪夫日曬咖啡，請她開始品味。我問：「妳有什麼感覺？」她說：「這味道好特別，讓我想到了媽媽。這味道給我的感覺是要做自己。」然後她凝視前方沉默了幾秒，接著說：「從小，媽媽就把我管得很嚴，我從來不敢說我想要做什麼，因為一說就馬上被否決，所以我只能努力地做乖小孩。當時我連念大學也很不甘願的選了媽媽要我填的志願——電機系，但是那從來就不是我的夢想。我的心裡一直對藝術有著無限的憧憬，所以我大學畢業後就斷然離開所學，改學芳療、改學彩妝。」

接著我又再問：「這個味道為什麼會讓妳想到媽媽？」她回答：「我媽媽兩年前因為癌症離開了，當時她在安寧病房的時候，最喜歡我推著輪椅帶她去散步、曬太陽，有時候我們還會在醫院的空中花園喝咖啡，吃下午茶。這個咖啡很像那時的味道，有著太陽的溫暖，還有我當時複雜的心情，因為我不知道媽媽的死亡何時會到來……今天這咖啡的味道，讓我想起媽媽走的時候告訴我的話，她說：『孩子對不起，我一直要妳按照我的想法走，但是我卻忘了妳有自己的路要走。還好後來妳還是選擇了自己喜歡的工作，我也覺得安心了。不要像我這樣，一輩子都覺得女人是油麻菜籽命，我覺得妳的改變讓我很欣慰。』」Jenny說著說著，流下了眼淚。

後來我們再遇見，她說這杯咖啡的味道她永遠忘不了，當想念媽媽的時候，她拿出這支豆子品味，就好像那時媽媽在空中花園跟她對話一樣。

那個下午和Jenny聊得很開心，她說過的話讓我突然想起杜教授，他們都是活在別人期待下的人，一直很想要做自己，但是，當杜教授終於可以為自己而活時卻生病了，而Jenny比較幸運地在年輕的時候，就找到自己的興趣，並且能夠堅持下去。

有時候承擔是需要心甘情願的為了一種熱情、一種夢想而生活，但是當沒有了熱情，承擔就會變成沉重的負擔，而無法活出屬於自己快樂的人生。

每日小練習

方法一　找個午後種盆迷迭香，透過撫觸植物，靜靜地感受它的香氣，將迷迭香放在桌上，拿出一張紙，一枝筆，畫出你心中的夢想。

方法二　隨時手沖一杯衣索比亞耶加雪夫日曬咖啡，品嚐它，感受內在的自己；傾聽內在的聲音，盡情地燃燒熱情，發揮想像力，描繪自己的藍圖。衣索比亞耶加雪夫日曬咖啡是一款能讓我們享受白日夢的時光香氣的豆子。

Lesson 3

做自己情緒的主人，表達真實的自己

請試著表達自己內心真實的感受！許多時候我們因為害怕被拒絕或被否定，所以很多想法寧願選擇不說，但這未必是一個最好的處理方式。

很多從事身心靈修行的人，為了保持在最好的狀態，避免負面情緒影響所以就不表達，但其實過度壓抑自己真實的想法，反而無法放鬆，難以讓靈性展現出來。最好的修行在於如何看到自己的內在，全然接受自己，毫不壓抑，才能產生智慧以面對問題、解決問題。

你需要的氣息

淡淡清香的檸檬氣息，引導放鬆內在的自己

一聽到「檸檬」兩個字，就有讓人分泌口水的感覺，雖然它有著強烈的酸味，但卻令人心曠神

怡；檸檬不僅很適合和其他食材混搭烹煮，還能去除腥味，也可以淨化空氣……

在中醫上，常說「酸入肝」，而肝臟對應到的情緒是怒，因此檸檬精油對於我們處理怒的情緒非常有幫助，常將怒氣壓抑的人就很適合用檸檬精油來抒發。另外，檸檬也會帶給人冷靜和沉著的感受，所以檸檬精油對於撫平與穩定情緒有很好的作用。

氣息與檸檬相似的人，往往有著沉穩的氣質，話不多，但看起來很知性、斯文秀氣，有著與生俱來的神祕感。然而他們看似平靜，卻感覺欲言又止，常讓人無法理解他們真正的情緒是什麼。

你需要的氣息

厄瓜多加拉巴哥群島咖啡豆的神祕氣息，引發自己對自己的好奇

厄瓜多加拉巴哥是個神祕又有魅力群島，在這裡棲息著許多特有種，因此被聯合國教科文組織宣誓為「人類文化與自然遺產」，也是啟發達爾文寫下《物種起源》，發表演化論的地方。這裡的豆子混合了神祕與理性的氣息，口感層次豐富，有濃厚的櫻桃、豆蔻等香料的香氣，形成高深莫測的風味，令人有無限想像。

香氣記憶的分享

每當品味厄瓜多加拉巴哥群島的咖啡時，我能感受到那股神祕的氣息，隱隱有著鬼靈精怪的跳動風味，但第一口入喉的感覺又是那麼的沉穩，讓人猜不透也摸不著，這種神祕的魅力，讓人很難抗拒。現代人往往壓抑自己，在說與不說中徘徊，最後選擇不說，而讓許多事情悶在心裡面，最後慢慢變成憂鬱症。

有一種人看起來話不多，你猜不到他在想什麼，即使他有想法也從來不輕易透露。David就是這樣的一個大男孩。

我在大學教書的時候，認識了David，他是我的課堂小老師，身材高高瘦瘦，不是韓國那種型男，卻有自己獨樹一格的神祕氣質。他是一個非常細膩的人，很多事情不需要交代，他就能夠像是看穿我似的，知道我需要什麼；某程度來說，他懂事又沉穩，看起來也很有想法，但就是不愛說話，不喜歡表達。

有一次上課我提早到教室，他也剛好在，那時教室裡只有我們兩個人，他淡淡的說：「老師妳來囉，今天好早。」語畢，他繼續低著頭滑手機。我打破沉默問他：「你好像話很少？平常都這樣嗎？」他抬起頭說：「我不知道要說什麼，所以就不想說。」然後我拿出精油，請他選一支，他隨意拿起了檸檬。我就對他說：「你很壓抑，什麼事都不說，情緒也不會抒發出來，常常裝作沒事。」他聽了我的話，眼睛微微瞪大，說：「這樣妳都看得出來。」我說：「這是你跟檸檬氣息的交流，我只是解析出來。」後來，他開始在我們的一答一問中，慢慢地說出了他內心的想法。

原來他從小是被保母帶大的，但保母家還有其他孩子，所以他習慣很多事情只是默默觀察，不說出來，因為他覺得說了也沒用，不如不要說。

我問他：「你不說出來，不會覺得很不舒服嗎？」他回答：「其實習慣了不說，現在要我說，我也不知道該怎麼說。」他告訴我，女朋友常常抱怨不知道他在想什麼，明明他內心有著滿滿的愛，但是他不知道怎麼表達才能讓女朋友明白。他試著以自己的方式默默表達，卻常把對方惹毛，所以他覺得沒有人能了解他真正的想法。

我說：「你要不要試著把你的想法說出來？」他說：「但是說出來可以改變什麼嗎？」我說：「你會害怕被否定被拒絕嗎？」他說：「有一點吧！因為講了人家也聽不懂，有講跟沒講不是一樣嗎？」我說：「不一樣，你一定要讓自己學會表達。」然後我請他開始嗅吸檸檬香氣，接著問：「你感覺到什麼，慢慢地說出來讓我知道。」他說：「我覺得好苦，我從來沒想到檸檬裡面有苦味。」我問：「還有呢？」他說：「我喜歡檸檬的清香，但是不喜歡那種苦味。」

聽完後，我向他分析：「這就叫作『避痛原理』，人都會選擇自己不痛的方式過生活，因為痛過，知道會痛，所以會逃避面對。但『痛』是因為你自身對事情的感覺、不滿，卻不見得是事件本身呈現的狀態。」

他似懂非懂的看著我，於是我建議他，回去試試看把想法不用包裝、不用修飾的直接告訴女朋友，看看她會說什麼。他說：「可是完全說出來不就表示我很淺，很沒有深度？」我聽完，瞪大眼睛看他，說：「溝通不是比誰對誰錯，而是要讓對方知道你真實的想法。不要因為害怕被看透而不去溝通，否則雙方永遠沒有交流。」

過了一個禮拜，上課前我問他：「如何？」他笑著告訴我：「我女朋友不但沒有覺得我很不好，反而告訴我這樣的溝通方式讓她了解我更多。」然後他像是鬆了一口氣，接著說：「原來我一直害怕被拒絕而不敢說出內心真正的想法，但是說出來後，沒想到不但非常輕鬆，而且還因此拉近了兩人的距離，我想這樣的改變對我而言是足以影響我一生的。」當下我的內心因這小小的成就感澎湃著：我讓一個不愛說話的人開始表達了！我突然感謝自己愛說話的性格。

還有一次是在演講時遇到的一位身心靈的老師，那時他選到檸檬，然而通常我遇到本身就是輔導別人的人，我多半會先讓對方說，因為你不知道他是用什麼身分角色在跟你對話。我問他：「你都用什麼方式舒壓？」他答：「我學佛，佛教的教義要我們不要動怒，萬物皆空，所以我在悟空性。」他說完後我並沒有繼續解釋檸檬的意義，只是笑笑的告訴他：「不錯，祝你體悟成功。」

演講多了，有時候對人就會有直覺，某一類型的人會用許多道理去規範自己，把內在的自我遮蓋起來，當遇到這樣的狀況時，我不會多說是因為這需要時間讓他去看到自己內心的狀態。我不是說這樣不好，但如果是靠壓抑的方式在進行所謂的身心靈修行，反而會使得內心很不清靜，還會扭曲了許多事情的本意；只有真實面對自己的內心，才能產生真正的智慧。

氣息與身心靈的交流需要透過「說出來」，才能讓彼此的能量流通，達到共識，當你猶豫著說或不說的時候，請試著品味一杯厄瓜多加拉巴哥群島的精品咖啡，感受內心每根神經的跳動，優雅地把話說出來。

每日小練習

方法一

在每日飲用的開水裡，加些檸檬片進去，喝水的時候有著淡淡的檸檬香氣，特別能讓人放鬆心情。在每個喝水的當下，就能享受香氣的引導，覺察自己當下的情緒，問問自己現在的我是快樂的？疲累的？還是……？時常反問自己的內心狀態，當你越關心自己，就越能和自己相處。

方法二

此時你也可以來一杯具有自我探索療癒氣息的厄瓜多加拉巴哥群島有機咖啡，它可讓你冷靜下來並傾聽內在的聲音。

Lesson 4

以柔軟的心放過自己，就能放過別人

每個人都期待被溫暖的對待與包容，但是往往因為小時候的某些經驗，讓我們不敢犯錯，更不允許別人犯錯。但只要是人，都會有犯錯的時候，當彼此要求完美而無法互相包容的時候，造成關係的緊張就得不償失了！懂得欣賞每個人的優點，不因自己的喜好而造成有條件的接納，才能為彼此的關係建立舒適的氛圍。

你需要的氣息

溫柔的紫色薰衣草，帶給你滿滿的安全感

薰衣草是精油界的「萬金油」，在芳香療法裡，它也是最著名的精油，幾乎沒有什麼疑難雜症可以難得了它。當它與很多精油融合在一起時，可以提高每種精油的療效，雖然混搭的精油氣味較濃

厚，卻更顯得薰衣草可以調和其他的精油氣味包容性。

薰衣草的著名療效是安撫神經，撫慰人心，幫助人們從容地表達自我紫色的小花苞有種令人迷戀的深邃與高貴特質，十分耐人尋味。

在拉丁文裡，薰衣草有「洗滌」、「潔淨」的意思，點出它具有高度淨化的效果。薰衣草前段的香氣濃烈，基調氣味平穩，象徵一種穩定與安全，許多舒眠或是嬰兒商品都可以看見薰衣草的蹤跡，可以說它在精油界中，像是母親一樣的存在，提供人們滿足、安全的香氣體驗。

而薰衣草田往往以整片的樣貌出現，優雅的紫色田野，感覺像是舒適柔軟的床，視覺上也有一種放鬆、包容、安全的自在。

你需要的氣息

包覆感十足的巴西精品咖啡豆，帶你體驗包容性十足的安全感

巴西是全世界咖啡產量最大的國家，許多咖啡師要找基底豆時，都會找巴西的豆子，因為基底豆需要足夠的包容性，有著甘濃口感，又帶有核果及甘草甜味的巴西豆

就是這樣的一款豆子。

巴西的咖啡豆溫潤滑口，品嚐的時候會有一種鮭魚生魚片在口中留下油脂的豐厚包覆感，這是很特別的感受，令人感覺穩定與安全，像是在母親的懷抱裡那種安全與備受保護。

巴西莊園精品咖啡的特色在於柔順的口感，需要安慰時，真的很適合來一杯！

香氣記憶的分享

Cindy是一位銀行的高階主管，有一次她到店裡，點了巴西的莊園精品咖啡，我並不認識她，但是看見她點的咖啡，我就跟她多聊了兩句。我想知道她為什麼想要品這支咖啡？她告訴我那是她亂選的，只是覺得巴西豆應該不錯。

有時候直覺會帶領我們選擇目前最適合自己的東西，所有事情沒有巧合，都是冥冥中自有安排。

於是我隨口問她：「妳是主管嗎？」

她瞪大眼睛問我：「妳怎麼會知道？」

我說：「妳有興趣聽我說說這支咖啡的個性嗎？咖啡的個性其實反映了妳目前的內在狀態。」她好奇的要我快點告訴她。

我說：「這支咖啡與安全感、包容力有關，可能妳最近遇到需要學習包容的課題，就選擇了品這支豆子。」

她接著說：「這陣子快被我底下的員工弄瘋了。」然後開始細數員工的狀況，我聽完後與她分享一件事：當主管在選人時，不能完全依照個人的喜好，否則容易錯失人才。然而許多人在領導的時候，都犯了這個錯誤，只挑選自己喜歡的，編列成一支隊伍；但如果領導者願意拿出包容力，不會只因為個人的喜好用人，就不會有煩惱，才能將自己的格局放大。真正的包容是要去接受自己喜好外的狀況。

過去我也曾犯過同樣的毛病，一旦知道了，就要好好調整自己的心態，才能為公司留下好人才，而不是只有自己喜歡的人。我們聊了一會，聊得很開心，她很訝異一杯咖啡居然能夠直通心門。其實問題不難，關鍵就在於願不願意改變而已。後來，當她快要抓狂的時候，就品一杯巴西精品莊園豆，試著讓自己平靜下來，自從她開始這樣做之後，底下的員工都問她最近怎麼突然變得和藹可親？因此也大大的改變了她在職場上的人際關係，上班對她來說不再是一件痛苦的事。

巧合的是，我發現只要是主管大都在香氣抓周的時候選到薰衣草，薰衣草象徵的氣息就是一種母愛、穩定的力量。

有一次我和Cindy聊起媽媽這個話題，才發現原來缺乏包容力是由於小時候的安全感沒有被滿足。Cindy的媽媽是一個家庭主婦，很少出門，很認真的在家裡帶小孩、管理家務，而Cindy有四個姐妹，姐妹們都非常會念書，但是從來沒有聽過媽媽一句的讚美，媽媽永遠只會說：「妳們有書可以唸就要很感謝！唸好是應該的。」

媽媽一直期待她們可以成為三師：醫師、律師、老師，偏偏她們畢業後，都待在大公司裡當經理或是課長。Cindy說：「我們升官時媽媽也沒有任何的鼓勵，讓我們姐妹都覺得非常受傷。」講到這，她開始有些激動，她說從小到大一直不停地被挑剔，做好是應該的，做不好就被處罰，做不到期待就被冷言冷語酸……聽到這我才明白，原來小時候的經歷會影響一個人長大後的行為這麼深。

於是我反問她：「但妳不覺得妳就是用這種方式在對待部屬嗎？」

她說：「是，當我開始品巴西咖啡豆之後，就有發現這件事。突然覺得我跟媽媽好像、好像，所以我開始試著去理解媽媽，因為在那個年代，她只能這樣；她也想出人頭地，但是沒辦法，所以只好把期待都放在孩子身上，而她的眼界也只有這樣，所以她不了解現在這個年代是什麼樣的世界。」

因此，Cindy也突然能夠同理她的部屬，理解每個人來自不同的家庭，都有不同的期待和願望背負在身上，身為一個主管必須要幫助每個人看到自己的天賦與才華，幫助他們發揮與成長。這一點Cindy現在做到了，她提名了她的部屬升遷，沒想到部屬成功升遷後，感動的跟她道謝，謝謝Cindy的鼓勵，讓她在職場上看到溫暖。

我相信每個人都有愛與包容的力量，當你放過了自己，就能同理別人的需求。這個世界上每個人都很特別，換個角度去看到他人的優點，就能輕鬆的與大家相處。

每日小練習

方法一

生活裡不管再忙再累，都不要忘記與自己愛的人擁抱，擁抱的力量能夠讓彼此的心連結在一起，也能夠產生信任的賀爾蒙，增加安全感。薰衣草精油的香氣，有著一種被擁抱的溫暖，睡前將一滴純的薰衣草精油滴在枕頭上，透過薰衣草的香氣讓自己在溫柔的氛圍中沉睡享受幸福。

方法二

繁忙的午後品一杯手沖巴西精品莊園豆，巴西精品莊園豆的氣息能讓自己體驗被體貼與關愛的幸福感，厚重的油脂口感宛如在口腔中有著一種呵護與溫暖感。

Lesson 5

人生贏得漂亮不是在起跑點，是在轉折點

我們每天都要作很多的選擇，當你站在生命的十字路口，想著要往哪裡走，不妨先聽聽自己內心深層的需求，再慢慢思考，慢慢決定；訓練自己「快思慢想」的思考模式，能幫助自己作出最好的決策與自我管理。

生命的成敗往往與起跑點的位置無關，關鍵是當你遇到轉折時，能不能作一個好的決定。

作決定的困難不在於對與錯之間的選擇，而在當兩者都是對的時候，要如何選擇。此時，你需要傾聽自己內在最真實的聲音，試想哪一個決定不會讓自己後悔。

你需要的氣息

清澈快樂的鼠尾草，帶給你清晰的思路

快樂鼠尾草的名字緣自於拉丁文——「淨化」的意思。它的氣味溫暖，帶有麝香及青草香，屬於穩定的氣息。以前人們經常使用它來清洗眼睛黏膜，因此又被稱為「清澈的眼睛」，在中古世紀也被稱作「耶穌的眼睛」。

快樂鼠尾草的草香中還帶有一絲藥草味，整體氣味聞起來可以感覺到有明顯的主軸，因此在心靈療效上，使用快樂鼠尾草精油，會帶給心靈一種清澈的感覺，幫助你釐清思緒；在睡眠時，使用快樂鼠尾草薰香則容易做彩色的夢。

在我的諮詢經驗裡，挑選到快樂鼠尾草的人通常都正處在人生的轉彎處，思考著下一步該如何選擇，因而直覺便使他們選中快樂鼠尾草；因為唯有當心越清澈，我們越能知道自己真正內心的嚮往。

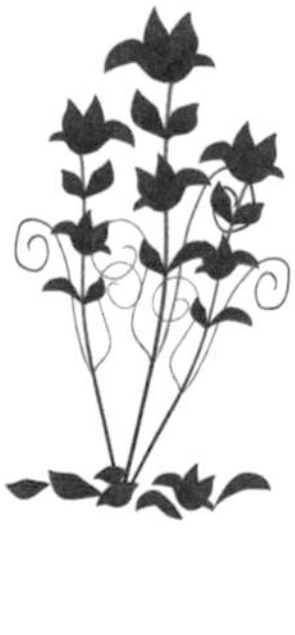

你需要的氣息

印尼伊斯肯達莊園精品咖啡豆帶有濃郁的雪茄氣息，讓你有霸氣思維，迅速作出最佳決定

印尼伊斯肯達莊園精品咖啡豆的口感強壯厚實，有著鮮明的性格，帶著濃濃的雪茄及辛香料的香氣，味道霸氣十足，像個國王一樣，擁有駕馭與領導的最高權力；它的香氣從入口後一路蔓延到喉嚨，乃至整個鼻腔，給人一種篤定的感覺。在現今這個不確定的年代，作一個決定需要有足夠的霸氣、堅定鮮明的信念。

香氣記憶的分享

我一直覺得一位成功人士必定有他特殊獨到之處。

有一天我跟余湘董事長在聊天，她告訴我人生有很多的抉擇，她年輕的時候，她希望自己能夠成功，然而那個時代對於成功的定義就是賺大錢、讓父母有大房子住，所以儘管當時她游泳的技能非常突出，可以保送師大，但她卻沒有選擇師大，反而選擇了銘傳大學，因為她認為那樣的未來才有可能賺大錢。

我們內在的信念決定了我們要過怎麼樣的人生，而我們的內在抉擇則影響了我們

對於事件的選擇；很多時候我們都覺得大腦有自由意識，其實很多事情是被我們的信念所控制，因此，有好的信念才能作出好的選擇。

每次演講時的香氣抓周，抓到快樂鼠尾草精油的，大多是要轉換工作，或要準備畢業的人，他們往往站在人生的叉路，不知道該往哪個方向走。

以前的教育告訴我們：「不能讓孩子輸在起跑點。」但是我認為，每個人的起跑點本來就不一樣，不需要被這個魔咒影響，使得大人和小孩的壓力都過大。而當我們有正確、正向的信念時，才能夠在每個轉折點作出最好的選擇，找到對的方向。

Coco是我失散很久的老同學，後來她透過臉書找到我，說要來找我品莊園精品咖啡。我們已經十多年沒見面，突然的相遇讓我想起年輕時的記憶，她在念書的時候因為發生了一場車禍，腦部受到撞擊，後來只好休學。以前的我們很要好，但是畢業後，各自有了不同的生活所以漸漸疏遠，我想這次的相見應該有特別的意義吧！

她一來就告訴我，她剛從國外回來，於是我便迫不及待地問她這十年間發生了什麼事。她說，腦部恢復後，她繼續把學業完成，然後進入了一家大公司工作，存了一筆錢，開始出國遊學，一邊打工，一邊體驗人生。這次回國是因為遇到了一個不錯的男人，她在考慮是否要結婚了。我聽了她的近況，請她品嚐印尼精品莊園豆，因為這支豆子的風味層次鮮明有條有理，帶著清晰的雪茄菸草風味。

她一邊品咖啡，一邊告訴我：「其實我很害怕婚姻，我不知道踏入婚姻，離開台灣是不是我真正想要的生活。」然後我引導她繼續說出對婚姻的看法。

她說：「我媽媽因為嫁給爸爸後，一輩子都在為家庭忙碌，無法展開自己想要的生活。爸爸個性溫和，因此所有的責任都落在媽媽身上。」聽她說完，我發現她的恐懼不在於要嫁多遠，而是來自於她對婚姻失望的態度。

接著，我與她分享我對婚姻的看法：「婚姻，是自己去選擇妳要過的生活，而不是讓生活反過來牽制妳，或讓妳感覺無能為力。當妳認真去感受內心的渴望。發現自己想要的婚姻是什麼樣子，就依照妳想要的樣子去經營它。」

然後她連續品了三杯印尼伊斯肯達精品莊園豆，她說：「我釐清楚了。我要勇敢去面對想要的生活，不要再因為父母婚姻的恐懼影響自己的未來。」

那三杯咖啡下肚後，她終於可以面對現況的選擇，不到一個月後，她決定要結婚了。有天她送喜帖來給我，我象徵性的送了禮物，是一束快樂鼠尾草，還有印尼伊斯肯達精品莊園豆，並恭喜她找到未來的方向。她很開心的對著我笑，搖一搖伸出來的食指說：「妳真的一點都沒變，還是這麼調皮。」

有些轉折點上的抉擇，極有可能就是改變一生的關鍵。人跟人之間的緣分很奇妙，你無法預測會發生什麼事，就像是足夠香的花朵會吸引蝴蝶來到面前，只有在自已準備好的時候，會遇見該相遇的人。當我們有清晰的信念與想法，透過這樣的頻率就能召喚相同頻率的人事物。

我感恩人生中每一段的相遇，相信那一定都是幫助我們去完成某一段的生命功課。生命就像一幅拼圖，每一個相遇都是一小片拼圖，只要放對位置，就算出現危機也會成為很大的轉機，因此不要害怕改變或是做決定，以我們的信念為圓心，做出能夠實現信念的選擇，這樣就能幫助明天要走的路變更好。

每日小練習

方法一

將10 ml荷荷芭油、快樂鼠尾草精油3滴、迷迭香精油3滴，調製成頭皮按摩精油。在頭皮上按摩五至十分鐘後，再進行一般洗髮流程，沖洗潔淨。每週可進行1至2次，在按摩的過程中放鬆頭皮。頭皮的放鬆練習非常重要的，當頭皮放鬆，身體也會跟著放鬆；身體放鬆，思慮才會清楚，不落入僵化的模式。

方法二

在想法渾沌不明的時候來一杯印尼伊斯肯達莊園精品咖啡，讓莊園精品咖啡明快的香氣引領你走入清新的思惟及找出思路。

Lesson 6

來自天堂的指示——一種名為彈性的頻率啟示

天堂會是什麼樣的味道？又有著什麼樣的氣息？生活裡常常有許多讓人看不慣、不愉快的經驗，這些經驗往往會糾纏著我們，讓我們漸漸遠離了心中嚮往的天堂。

天堂是柔軟的、溫和的。只有當我們發現自己緊握著不見得必要的堅持，才能放下固著的信念；鬆綁了這些信念，才能看到天堂真正的樣子。

你需要的氣息

乳香的香氣帶你體驗天堂的美景

乳香精油是由樹脂蒸餾而來的精油，古時候被埃及人用來當成熏香儀式及化妝品使用，也是獻給新生耶穌的禮物。自古以來，乳香就被認定是一種寧靜，與神連結的象徵，在埃及也被視為是一種超越意識的潛能。

所以許多的禪修者靜坐的時候，都透過乳香薰香來幫助自己與神連結，得到內在的寧靜與精神上的解放。

乳香是一種幫助身心靈合一的香氣，嗅吸後會有放鬆的欣快感。我個人很喜歡這支精油，因為它的氣味很優雅，濃郁但是不冶不俗，安定的淡淡清香是種有氣質的品味，並具有十足的療癒與平靜效果。當我們放鬆的時候，能將右腦的直覺力開發出來，更能傾聽自己內在的聲音。

你需要的氣息

哥倫比亞精品莊園豆，堅定又厚實的氣息讓信仰引導生命

哥倫比亞出產的豆子屬於厚實型，具有豐富的香氣，如水果般的酸味與巧克力的餘韻豐饒，油脂感極佳；就像心中有著堅定厚實的信仰，因而可以真實直視內心狀態，與自己有很好的對話。哥倫比亞精品莊園豆具有鮮明的個性，如同一個有著信仰或中心思想的人，有著鮮明的人格特質。

香氣記憶的分享

劉伯伯是我在安寧病房工作時認識的病患，他是一位虔誠的基督徒，每天都拿著一台收音機，聽廣播講道。劉伯伯為人非常客氣，每次問他有沒有哪裡不舒服，即使皺著眉頭，他還是說沒有；我知道有些人無法向外人求救，表達自己內心真正的需要，因為怕麻煩別人。

有一天輪到劉伯伯可以到大浴缸洗澡（在安寧病房使用大浴缸洗澡需要輪流安排），我於是藉機請他選用精油，他隨機挑選了乳香精油，我請他先聞精油的香氣，劉伯伯深深地吸了好幾口，然後跟我說：「這是天堂的味道。」

我愣了一下，以為聽錯了，所以又重複一次：「天堂的味道？」劉伯伯說：「對，這味道讓我覺得主好像在我面前撫慰著我，祂知道我所有的心情。」

這是一個很好的機會，可以引導劉伯伯把內心的感受說出來，我才能了解他真正需要協助的地方，所以我說：「那您願意把您的心情說出來嗎？我相信主願意聆聽。」

然後劉伯伯說：「妳這個小丫頭！沒想到妳來這招，我是不輕易說出來的人，我不想被別人發現我的軟弱，但是在主面前，我似乎需要說出實話。」

劉伯伯接著說：「我一直認為這一生裡，我沒有得罪過什麼人，所以不明白為什麼主會讓我生這場大病，我每天躺在這裡，想了好幾遍，終於有點頭緒了。我向來對自己要求很嚴格，對認識的每個人都非常好，但是後來發現每個人都不符合我的期待，因此慢慢地他們一個一個走出我的生命。」

我說：「劉伯伯，這是所謂的道德潔癖嗎？認識每個人都從一百分先給起，然後慢慢扣分，扣到最後不及格，這個人就消失了，是這樣嗎？」

劉伯伯說：「對，就是這樣。但是我生病後，他們一個一個回來看我，讓我覺得很慚愧，自己這輩子一直是一個很沒有彈性的人，我總用我內心的那把尺在衡量所有的事情，害得身邊的人都很有壓力。我到生病後才體會到這個道理，主說『與人和好，要有彈性接受每個人的不同』，但是道德規範卻讓我一板一眼，不知變通。」

「聽到您這段話，我真是太幸運了！其實我也是這樣的人，但朋友都不知道我為什麼要這麼嚴厲。透過您我真的上了一課！」

然後劉伯伯說：「我告訴妳，主讓妳遇到的所有人，都與我們自身有著很深刻的關係，每個人的身上都有我們要學習的課題，當妳懂得的時候，就明白什麼是『與人和好』。」

那天與劉伯伯聊得很開心，我沒想到一個天堂的味道，喚醒了他自身的察覺，也啟示了我對於人際關係的新看法。後來只要我到安寧病房上班，都帶著乳香精油讓劉伯伯嗅吸，那是屬於我們兩個的小祕密——「天堂的味道」，一個月後，劉伯伯在這個味道中回到主的懷抱。

在他快要斷氣的時候，以很虛弱的聲音告訴我：「我會到天堂去，妳要加油喔！」這句話到現在還一直纏繞在我耳邊，雖然我們的緣分這麼短，但是祝福卻這麼深；我知道在天堂的那端，會有人一直支持著我。

有一天，在品哥倫比亞精品莊園豆時，閉上雙眼的我居然從咖啡的氣味裡感受到劉伯伯的臉，還有當初他在病床邊對我說的話，想起已經事隔十多年的這段往事，我潸然淚下。哥倫比亞咖啡的氣味非常厚實、直朗，讓我憶起當時劉伯伯聽著收音機的畫面，他內心堅定的信仰，穿透生活，使他看透人生。當下我突然明白，這支豆子或許是劉伯伯以來自天堂的頻率與我共振。我收到了，並感謝他的祝福。

每個人所受的教育不同，堅持不同，爆發點也就有所不同，有時候我們總覺得是為別人好，但是卻忘了每個人有自己的局限與困難需要突破，我們必須有更寬闊的胸襟，才能夠真正學會「與人和好」；同時，也要學會與自己和好，不要總是以很高的標準自我批判。當學會在道德的彈性裡放過自己、放過別人，才能體會自己內心的感受，進而真正的放鬆。

每日小練習

方法一

以乳香精油做一個香膏，隨身攜帶，在感覺緊繃的時候能拿出來塗抹於人中處，隨時嗅吸，放鬆心情與肩膀。

方法二

泡上一杯哥倫比亞精品莊園豆，靜下心感覺自己內在無法鬆綁的信念是什麼，讓哥倫比亞精品莊園豆厚實的口感及氣息使你安心地化解緊抓的信念。

靜心乳香精油香膏製作方式

工具／

- 50 ml燒杯2個
- 電子天秤1個
- 加熱爐火（電磁爐或瓦斯爐）1個
- 隔水加熱用的鍋子1個
- 攪拌棒2支
- 10g鋁盒1個

配方／

- 蜂蠟2g
- 荷荷芭油8 ml
- 乳香精油3滴
- 沒藥精油2滴
- 薰衣草精油1滴

製作步驟／

1. 將蜂蠟置入燒杯中，隔水加熱，以攪拌棒攪拌至溶化為液體。
2. 將荷荷芭油及薰衣草等精油加入另一燒杯，攪拌均勻。
3. 將已調好精油的基底油倒入前一杯。
4. 攪拌均勻後裝入空盒中，靜置至凝固。

Lesson 7

學會做自己的情人

你願意「放開心」接受自己嗎？

心的開放，說得直白點就是一種溫柔，像是朋友失戀了、受到挫折了，你會和他談談心，安慰他，就是一種放開心。

然而我們往往對自己沒有這麼溫柔，常常被自己認為的「應該」細綁，不斷地批評、懷疑自己，只因為害怕讓別人失望。這些都是沒有自信的表現，其實如果靜下心來，細細檢視自己每個感受、每個想法，你會發現，很多感覺都被自己放大了，而且通常很多都被過度誇飾；而那些感受都不過是經驗，是完整生命的一部分而已。

不再執著只看見這些自我苛刻的部分時，也就是把心打開的時候；當你開始對自己溫柔，因為氣息共振的影響，對你溫柔的人也會開始出現，所以，對自己溫柔，對於提升正向氣息能量是很重要的關鍵！

你需要的氣息

溫暖優雅的玫瑰花香讓你體驗愛的感覺

玫瑰的花語是愛情，這已是種不容置疑的定論，而玫瑰精油高貴的氣味則令人心醉神迷。古埃及豔后對於玫瑰情有獨鍾的青睞流傳至今，過去她運用玫瑰的香味使身邊的男人對她念念不忘。而玫瑰也常伴隨著聖母瑪利亞的出現，象徵著大愛與慈悲。

因此，玫瑰精油擁有愛的魔力，可能是小情小愛，也可能是像神愛世人般的偉大的愛，包含信任、接受及無私。

玫瑰的花型細緻典雅，花瓣是一圈一圈地向外長，它由內而外的生長方式象徵著我們要先學會愛自己，才能夠愛別人。

許多女生喜歡玫瑰，因為這種氣息讓人感到柔和與放鬆，它濃郁高雅的香氣更令人想沉浸在這樣的氛圍裡。其實，玫瑰香氣不只濃郁，還有股溫暖的吸引力。

你需要的氣息

巴拿馬卡薩路易斯莊園豆，香氣宛如被太陽曬過的棉被，讓人享受宛如被溫暖的愛所覆蓋

巴拿馬卡薩路易斯莊園咖啡是款甜度很高的豆子，因為日曬過所以有一種奔放的香氣，有如談戀愛般多彩多姿，也有人覺得它像曬過的棉被，有被太陽擁抱的味道，品嚐起來會感受到「愛是一種溫暖」的氛圍。愛也需要歷經發酵等過程，才能顯露出它的珍貴，而巴拿馬咖啡豆發酵的氣味有點像豆腐乳或起司，都有時間醞釀的味道。冰滴這款咖啡會有如百花齊放的香氣，就像是戀愛的感覺。

香氣記憶的分享

Vicky經由朋友的介紹來找我諮詢，第一眼看到她的時候，我實在不可置信：她有著模特兒的高眺身材，一頭烏黑亮麗的長髮，帶著一副時尚的大墨鏡，手腕提著一個柏金包，全身皆是名牌的行頭。我與她面對面坐著，她深邃的大眼與精緻的眼妝，連身為女人的我，都忍不住多看了兩眼。互相自我介紹後，她笑笑地看著我，感覺非常

客氣地說：「老師妳看起來好年輕喔！」

我笑了一下說：「其實不年輕啦，只是看起來。妳也很年輕貌美啊！」然後她苦笑了一下。看見這個笑，我知道她心中一定有些什麼煩惱，於是我請她抽一支精油，果然如我所猜，是玫瑰！我的直覺告訴我，她一定在愛裡遇到了什麼問題。

然後我把精油收起來，說：「我們來品一支莊園的精品豆子吧，這支咖啡非常特別！」說完，我就手沖了一杯巴拿馬卡薩路易斯莊園豆，看她靜靜地品著這杯咖啡。

她一聞到咖啡的香氣時，露出了稍微嚴肅的表情，品嚐第一口的時候，她說：「這杯咖啡很特別，感覺好像有豆腐乳的味道耶！而且很像在度假，在一個沒有煩惱的地方度假，有巴里島的風情。」

我說：「不錯喔！妳對香氣很敏感。聽妳剛剛的敘述，感覺妳很想出去玩？」

她笑一笑說：「對啊，我已經好久沒有出去玩了，我每天都在工作，因為想要把事情做到完美，沒辦法相信別人，所以自己做得要死要活。」

我說：「妳的自我要求很高嗎？」

她說：「是啊！所以我一直覺得自己好緊繃，不知道如何讓自己放鬆。上次我朋友來找過妳後，狀況好很多。」她說

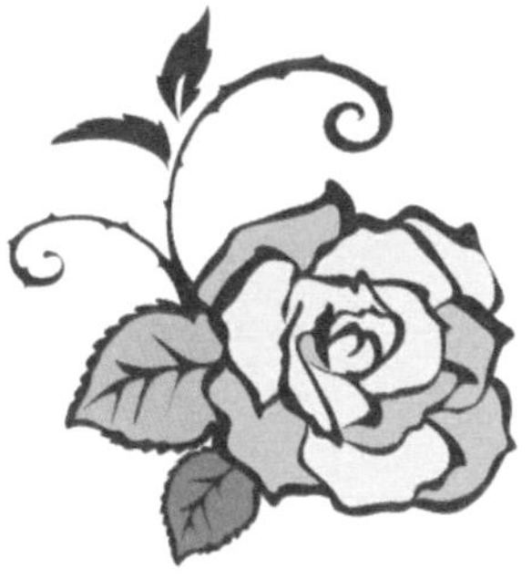

品咖啡讓她能夠釐清一些事情，很神奇！

我說：「其實品咖啡是妳與咖啡能量的共振。有時候我們沒辦法全然靜心，只好透過一些工具的幫助，來體會自己身體想要傳達的訊息；而每種咖啡豆都有它自己的個性，妳剛剛選到的是關於愛課題的咖啡，所以我想知道妳對於愛的看法是什麼？」

她回答：「愛啊，就是讓自己吃好、穿好、做SPA，寵愛我自己。在情感上，我不需要依賴任何人，我相信我有能力把日子過好，只是我的自我要求很高，不容易寬恕自己，只要做錯一點什麼，我都會謹記在心，不會讓自己有二過的機會。我也常批判、質疑自己，怎麼老是做不好這個、做不好那個……」

然後我說：「在這個強調愛自己的年代，很多人都以為那就是願意在自己身上花錢，但實際上並非如此。很多時候物質上的滿足只是為了掩飾內在的不安與沒自信，妳曾好好地去想過自己的優點嗎？愛自己當然不是自私，也不是自我感覺良好，而是在發生任何狀況的時候，都能夠保持以正面的心看待自己；與他人相處也不輕易動怒，因為『生氣是拿別人的過錯來懲罰自己』；更不要跟自己過不去，老是嫌棄自己哪裡不好，而要懂得感恩所擁有的一切。當妳相信自己、愛自己、允許自己犯錯，才能有同理心並且允許別人犯錯，之後就能夠安心地把事情交代出去，在職場上的人際關係當然就能流通順暢。然後，還要停止對自己的指責，相信自己下次會做得更好。

我以前就是對自己太嚴格，才會生一場大病，連免疫系統的問題都來自於我的自我要求過高，導致心理太緊繃而無法放鬆，身體當然會生病。」

那天諮詢結束時，Vicky帶了些巴拿馬的咖啡豆回去，我請她連續品七天，並且把每天的心情都記錄下來，只要出現在腦海裡的話語都寫下來。

一個禮拜後，她回來找我，她的記錄裡時常出現負面的評論，諸如：「我最近好胖，需要減肥。」、「我覺得我可以表現得更好。」、「怎麼周遭的人都這麼笨？我快受不了了！」

於是我問她：「妳自己看到這些念頭，有什麼想法？」

她大笑說：「Oh my god！我有好多批判的思維與想法，總是擔心負面的狀況，難怪會這麼緊繃！」

我說：「可不是！好好把這些念頭轉化，妳才能完成愛自己的課題。」

持續了一個月的練習之後，她告訴我，原本的她很淺眠，但現在她可以一覺到天亮，而且深深地體悟到「寬恕」的重要性，她漸漸可以放過自己，肩膀也鬆了許多，她說：「原來這不單單只是杯咖啡，它還可以喚醒我內在的覺知與情緒的轉化。」

每日小練習

方法一

讓玫瑰香氣環繞自己，擁抱自己，給自己一個最大的撫慰。找一個舒適的地方躺下，取一滴玫瑰精油滴在手掌心，雙手摩擦，使玫瑰精油均勻分布於掌心，然後把一隻手放在心上，另一隻手放在肚子上，讓玫瑰的香氣環繞你，給自己三分鐘的擁抱。

方法二

巴拿馬卡薩路易斯莊園精品咖啡的溫暖香氣，有如太陽光般的氣息照亮內心的黑暗，能給生命有著一份安全與撫慰。

Lesson 8

21世紀的新合作力量：一個人走得快，一群人走得遠

在群體合作中，每個人都需要感到「被需要」，只有願意把心打開，才能發自內心接納對方，彼此的氣息才會交流，默契才能形成！

合作是彼此同理心互相激盪的結果，無法用「公平」或「齊頭式」要求，因為人是如此的不同，只有發揮大家的優點，才能達到最大的效益。

你需要的氣息

氣味鮮明的薑，讓你看清自己的定位

在一道料理中，薑可以說是主角，也可說是配角；有的料理少了它，味道似乎就都不對了。

自古以來，薑就是種被廣為應用的滋補性植物，可以活血化瘀，也可以強健脾胃；中國人向來對薑有著很高的評價，因為傳統上認為一個人只要

氣血足，就不會疲勞，精神飽滿集中，就不易鬆懈怠惰。

薑的氣味前段辛辣味沖，尾韻溫文平穩，而薑精油具有提振精神、讓人保持在良好狀態，可以一氣呵成地完成工作及任務的功效。

薑的嗆辣及堅硬象徵勇往直前的衝勁、堅毅不拔的意志力。在調香時，薑的溫暖氣息，能夠包覆其他不同的香氣，因此，薑也象徵了合作。合作需要彼此溫暖的互相包容，讓人人在團體裡都能發揮自己的能力，並且可以適時地為隊友補位。

你需要的氣息

從衣索比亞西達摩精品豆的酸香氣，感受合作的交響曲

衣索比亞西達摩日曬豆的香氣奔放，鮮明而衝動的柑橘味有如強而有力的企圖心；而入口後口中混合著的各式果香，就像各種色彩鮮明的水果歷歷在目，這種豐富感受好似水果拼盤。不同的果酸互相協調，形成這款豆子的特色，就好比團隊合作需要目標一致性的衝力，與彼此合作的協調性，才能顯現完整的風味。

香氣記憶的分享

合作，通常會產生兩種狀況：一、一個和尚有水喝，三個和尚沒水喝；二、三個臭皮匠，勝過一個諸葛亮。現在流行合作的力量，集結大家不同的優點，合作分工。這裡所說的是合作分工不是分工合作，意思是要先有共識，再分工。在一起工作，達成一致的共識太重要了。

小莉在銀行裡當中階主管，她常常工作到深夜才回家，卻還是得不到長官的讚美，也得不到下屬的愛戴，每天都是無止盡的忙碌，還有心力交瘁的心情；她總覺得怎麼做都不對，都不會被人肯定。有一天中午，她站在我們店門口的櫥窗邊，好奇地往內看這間不像咖啡廳，但是又有賣咖啡的店，所以我招待她進來，這是我第一次認識她的時候。

小莉問我：「請問這裡可以喝咖啡嗎？」

我答：「我們這裡的咖啡是用來『品』的，全世界的咖啡豆都有不同的個性，我們可以來找一支妳現在需要的豆子。」

她疑惑地看了看我，說：「我現在需要的豆子？怎麼找？」

我問她：「每天會浮現在妳腦海裡的念頭是什麼？」

她轉了轉眼球，想了一下回答我：「我想知道怎麼做才會被肯定。」

接著我跟她聊了一下，才知道原來她在工作上遇到了合作的瓶頸，於是我幫她挑了衣索比亞西達摩精品豆。她問為什麼是這支豆子，我說：「因為這支豆子的生長地是當初所羅門王尋寶的地方，所以與團隊合作有關係，透過這樣的氣息共振，讓妳體驗一下合作的風味是什麼，雖然很抽象，但是妳試試看，就會明白我說的。」

然後小莉開始品這杯咖啡，咖啡一入口，她閉起眼睛，馬上說：「好重的醬油味！」

我問她喜歡嗎？她回答：「口感還不錯，可是我真的沒辦法接受醬油味。」

我問：「妳抗拒合作嗎？醬油味來自於釀造的過程，妳喜歡與人釀造關係嗎？」

她看著我說：「這樣也行喔？」

我點點頭，說：「當然，每一種感覺都不要忽視，當妳覺察到每個當下的念頭，妳才有辦法轉念。」

然後她品著品著，就開始說起了她生活裡遇到的狀況。原來她小時後是家裡最小的孩子，不同於一般老么被寵愛，因為哥哥姐姐實在太優秀了，所以爸媽幾乎看不到她的存在，然而她一心只希望能被父母看見，所以她努力讓自己念了最好的大學，最好的研究所，但是父母還是沒有看見。出了社會後，她把這樣的模式帶到了工作裡，拚命地希望大家可以看到她的存在。

聽完她的故事，我問她：「妳這樣不會覺得很辛苦嗎？一直要從別人的眼裡找自己的肯定。」

她說：「真的！我也很想要改變這種沒有安全感的心情，我不希望別人看不到我。」

我說：「妳試試看再品一下這杯咖啡，轉涼的豆子會有不同的風味，現在的感受是什麼？」

她再品嚐了一口，說：「醬油味道不見了，現在有點酸，感覺是奇異果還有很多不同水果的果酸，也有鳳梨的微酸。」

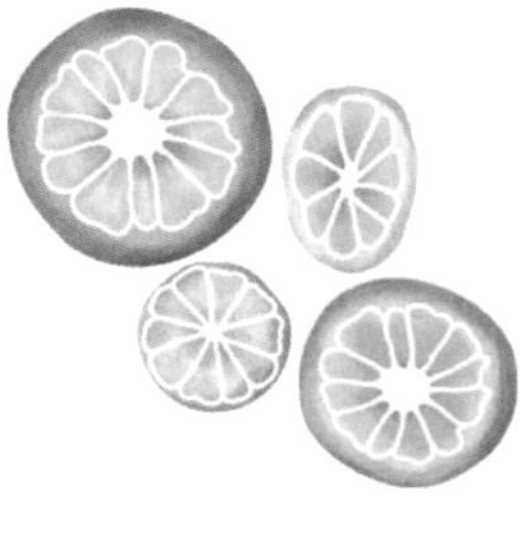

我說：「這款咖啡的有趣就在這裡，各種果酸能夠和諧的在同一個杯子裡，互相融合，產生一種合作力量，不同的酸進行著千變萬化的排列組合。合作時，眼裡不能只有自己的表現，而是要看見大家的表現，現在很多人往往自我感覺良好，完全看不到別人的優點，只覺得自己找不到伯樂，每天怨這個、怨那個，卻不知道自己其實還有很多需要學習的地方，甚至會因此越級報告，弄得對上對下都尷尬。」

她看看我說：「妳好像完全說中我現在的狀態，我想要改變。」

接著，我與她分享了薑的故事。有一次我上譚艾珍小姐的節目，當時她在香氣抓周時選到象徵著合作的薑。與她聊天時，我發現她很能與人合作，她會注意到現場的每位工作人員及來賓的感受，適時地去關心每個人。所以我跟她分享，她就像薑一樣，不會讓自己當老大，但是卻是團體裡不可或缺的老二。

然後她也與我分享一個故事，她說根據她的觀察，張菲會是主持界這麼優秀的大老，是因為他懂得把舞台做給別人。當年非常流行的LA BOYZ的風格是嘻哈風，當張菲在訪問他們時，開玩笑地說：「什麼嘻哈風？我還嘻嘻哈哈咧！」其實他是把球做給來賓，讓來賓自己解釋什麼是嘻哈風。艾珍姐說，像他這麼用功的主持人怎麼可能不知道什麼是嘻哈風，但是他把這舞台給當事人，完成這場舞台上的合作。

我聽完這個故事，其實自己很有收穫，知道了合作不是完成個人主義或主張，而是懂得看到每個人的優點，讓大家各自有所發揮，如果不懂放手，全部自己做，到最後反而變成你怨眾人，眾人也怨你。

品完這杯咖啡後，也結束了我們的對話。

離開前小莉說：「我懂了，我要學會開始肯定自己，不要再為了想要被別人看見而獨攬大局。此外，我也覺得我自我感覺太良好，所以要破除把自己看得很重的念頭。其實每個人都是重要的，當我不把自己看得過重，就不會一直不停地向他人討愛。」

因為這次的相遇，我與小莉變成好朋友，她開始養成每天早上品一杯好咖啡的習慣，每天提醒與沉靜自己。一個月後，她告訴我她的人際關係開始改變，而且可以提早下班了。

她說：「欣賞別人時，同時也會受到別人的肯定。」她終於明白與人相處的出發點只要是良善的，最後都會將好的能量回饋到自己身上。三個臭皮匠，勝過一個諸葛亮，這就是二十一世紀很重要的能量——合作。合作之所以困難，是因為每個人的想法、做法、能力都不相同，如果彼此能用心關照對方的狀態，便能產生共鳴，能量就能共振！

每日小練習

方法一

找一個安靜的地方，沖泡一杯衣索比亞西達摩咖啡，透過這款咖啡協調的香氣，在品味的同時，拿出紙筆，寫下與自己合作的夥伴的三個優點，即使是家裡的成員，也都可以透過這樣的方式，學會看見彼此的優點，學會欣賞別人，同時也是莊嚴自己。

方法二

取1至2滴薑精油泡澡或足浴，透過薑的溫暖氣息增加身體的血液循環，使身體溫暖，思緒活化，讓自己成為溫暖的人。

Lesson 9

柔能克剛的智慧，才是「打仗」最好的武器

許多人的能力非常好，但是太擅長用「能力」而忘記使用「能量」，就讓自己一直很用力地在做事。即使我們常常看不慣，但有些人只要出一張嘴，就可以完成很多事，然而有些人卻做得要死要活，也不會被看見。

其中的差別就在於你使用的是能力，還是能量。當你只會用力做事，固執在自己的想法裡，不願意打開心與周遭環境的能量共振，就無法與他人產生良好的氣息交流，所以常常花了很多的心力，但還是得不到好的結果。

相反的，能善用能量的人，知道什麼是重點，只要把重點做到位就可以得到好的結果。所以發揮智慧，善用能量而不是只有能力，就能更容易地把事情做好。

能量來自於右腦，能力來自於左腦，當左右腦平衡，就能發揮智慧。

你需要的氣息

沉香醇百里香擁有溫柔及捍衛的力量

百里香是希臘文「勇氣」的意思。許多歷史都記載著古羅馬士兵赴戰場前，會先將百里香細枝編成領巾給參加聖戰的騎士，象徵著勇氣。

古埃及人將百里香做為塗抹屍體消毒之用，可見百里香的消毒功效甚強，而百里香的外觀看來細細小小的，很難想像這樣柔弱的植物居然擁有如此強大的力量，可以抵禦外來的侵襲與干擾。

百里香精油的香味帶給人一種篤定，但是又不嗆的香氣，有點甜甜的又帶著藥草香，使人感到振奮與富含勇氣，是一種「以柔克剛」的味道。在諮詢時選到這支精油的人，普遍都用蠻力做事，不是靠智慧的力量去運轉，因此百里香精油可提醒他們沉靜下來，用心體會什麼是「用力」，什麼是「用心」。

你需要的氣息

薩爾瓦多莊園精品豆引導你體驗「柔能克剛」

薩爾瓦多咖啡豆的香氣以堅果的香甜風味取勝，初入口時味道非常強烈，入口一陣子後會慢慢變柔，有以柔克剛、柔中帶勁的口感體驗；入喉後有淡淡的藥草香，彷彿有股無法形容的療癒力，讓全身充滿了勇氣與力量，這種所向無敵、無所畏懼的轉化力正是這款豆子所呈現的氣息。

香氣記憶的分享

在一次企業演講中，我認識了Joe，她是當天的學員，在香氣抓周的時候她抓到了沉香醇百里香，下課後她走到台前，對我微笑了一下，然後說：「這支精油到底是什麼意思，我能再知道得更深嗎？」

我笑笑地問她：「妳最近有遇到什麼難搞的事嗎？」

她倒抽了一口氣，然後說：「唉！還不是我老公，一天到晚小孩也不照顧，只顧自己去打電動打球，我要出去一下，小孩請他帶也不要，我總得自己想辦法，去找臨時托育的保母，連錢都要我自己出。奇怪！小孩是誰的？為什麼都是我在付出、我在照顧？」

我問她：「那你們有溝通過嗎？」

Joe苦笑說：「講也講不聽，我如果把小孩給他照顧，等我回來他就是臭臉，這樣對小孩真的很不好。」

因為當時還有其他人在場，不是一個可以好好說話的環境，所以她向我要了一張名片，希望幾天後可以來找我諮詢。

後來她來到店裡，她一坐下來，我就直接沖了薩爾瓦多精品莊園豆，先請她品嚐，釋放她的情緒。她喝到第二口時，馬上說：「怎麼會有這麼好喝的咖啡？好像茶，一點都不像咖啡。」

然後我引導她繼續說出她對這款咖啡豆的感覺，她慢慢地品嚐著，然後說：「我剛喝第一口的時候，覺得味道很像茶，感覺很柔，吞下去的時候整個香氣在嘴巴裡面化開，雖然香氣很強但是在嘴巴裡卻覺得柔和不衝突。」

我接著說：「我第一次品到這支豆子，有一種得理要饒人，理直要氣和的感覺，似乎這支咖啡能給人柔能克剛的力量。之前要是跟老公有衝突，我都會品嚐這支豆子，提醒自己要把愛的初衷找回來。所以妳先靜下來想想，妳先生從什麼時候開始變成這樣？我相信一定不是一開始，而是有什麼原因。」

她邊品著咖啡邊回想，然後若有所思地說：「我如果沒記錯，應該是有次我出門，而他卻搞不定小孩，所以小孩一直哭，好不容易等到我回家後，我看到小孩哭成那樣，我很心疼，就很生氣地跟他吵了一架。他一氣之下說：『好，妳比較厲害，那小孩以後都給妳帶就好！』自從那時開始，他就很不喜歡我出門，而且拒絕單獨帶小孩。」

然後我問她：「那妳對他這種行為的感覺是什麼？」

她說：「當然很生氣啊！小孩又不是我一個人的，每次他都能出門我卻不能。」

我說：「那妳換個角度想，如果當初角色對調，換妳想要搞定孩子，但是孩子不領情，先生回家後又把妳數落一頓，那妳會期待另一半怎麼對妳？」

她說：「如果是我，我當然希望他能安慰我，而不是經歷了一場挫折後，還要被他再繼續鞭策的感覺。」

我說：「通常我們對越親密的人越直接，相處到最後都成為理所當然，彼此之間就少了包容和感恩。這種錯誤我也犯過，跟自己的另一半計較到頭來苦的是自己，尤其是在有孩子後，夫妻很容易因為小孩的問題爭吵，其實很多事情也沒有想像中那麼嚴重，有時候我們可以把自己當成棉花，一公斤的棉花跟一公斤的鐵，哪個重？答案是一樣重，但是被一公斤的棉花打到，跟被一公斤的鐵打到身體的感覺卻是不一樣的。所以當我們在處理事情時，就可以選擇以棉花的方式表現出情緒。」

咖啡漸漸涼了，但她又品了一口，然後若有所思地說：「這咖啡雖然涼了，但是卻很好喝，不會酸，沒有苦，有一種細水長流的感覺。」

我問：「那妳現在有什麼想法嗎？」

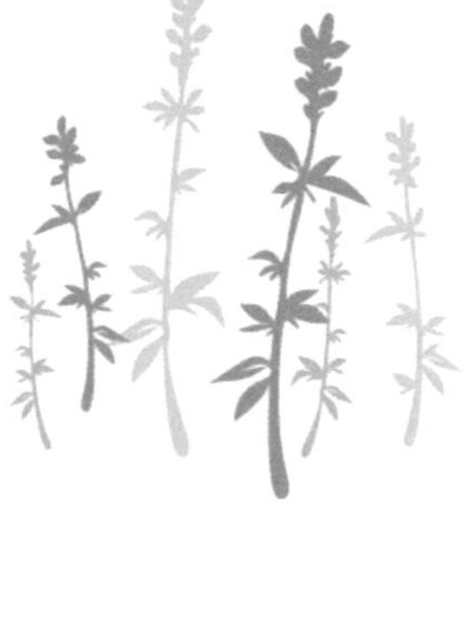

她答：「或許我可以試著改變我的態度，先讓他知道我的誠意。他婚前其實不是這樣的，我不明白婚後怎麼就變了。」

我說：「其實我們都在跟幻想中的那個人結婚，用幻想中的方式和對方相處；有時候回頭思考自己父母的婚姻，會發現我們其實很容易複製他們的模式。當我們跳脫出來看，妳就會發現解決的方法。」

然後她說：「對，以前我媽媽對爸爸總是頤指氣使，爸爸下班後都不敢回家，寧可在小吃店吃晚餐，也不願意回家吃飯，因為飯一吃完，我媽媽又會開始指使他。」

我問：「所以妳們的問題是不是換湯不換藥的重演？」

她笑著說：「真的是這樣耶！」

我說：「這就是妳剛剛品的咖啡的氣息告訴妳的事，用柔性的力量處理事情，要像棉花一樣，不要像鐵。」

兩天後我收到她的訊息，她留言告訴我：「當天回家後，我把小孩托育給保母，和老公一起去當初他向我求婚的那家餐廳吃飯，剛開始他覺得我很奇怪，後來在吃飯的時候，我告訴他之前的事我不是故意的，希望我們能和好，像當初一樣，為彼此製造更多的幸福。當下我老公很沉默，沒有說什麼，但是隔天他開始努力嘗試跟小孩玩，我相信他有感受到，所以想要改變現況。」

於是我回她：「恭喜妳踏出成功的第一步，記得要給對方擁抱！那很重要喔！」

一個月後，她到店裡找我，指名要上次的那款薩爾瓦多莊園精品豆，說她太懷念這個味道了，柔性的力量真的很好用，現在她老公都會主動幫忙，而且夫妻感情比以前更好，她很喜歡這款豆子的味道，有一種婚姻重生的感覺。當天，我們在歡笑中品著這杯咖啡，一致同意懂得擅用柔性的力量，才是真正的力量！

每日小練習

方法一

通常用力做事會讓全身緊繃，所以要做全身伸展及放鬆的練習。此時，請將20滴的百里香精油、5滴薰衣草精油放入擴香儀。在這份香氣裡，深深的深呼吸，讓自己伸一個大大的懶腰，並且在雙手向上拉時，讓全身的肌肉緊繃，然後持續三至五秒，再慢慢地完全放鬆。常常做這樣的練習，有助於透過感受肌肉的緊張度，學會放鬆，做事就不會太用力了。

方法二

品嚐一杯薩爾瓦多精品莊園豆感受這款豆子的柔性氣息，能帶給我們在艱難的環境中，學習解決問題的能力，特殊的堅果香氣，有著一種務實與踏實的滋味。

Lesson 10

相信自己內在的聲音，才能感受靈性的本質

小時候我常常跟家人到處拜拜，每當看到大家拿三樣水果，要向神換三個願望的時候，我就有一種覺得當神真辛苦的念頭，而且如果願望沒達成，還會四處被說不靈驗，沒有保佑人民。

從那時起我一直有一個想法，覺得神的存在並不是讓我們拿來拜或拿來求，而是要我們學習如何調整自己，達到與神一樣的頻率、學習神的愛與處事方法，並且去感受與神同在的幸福。

所以靈修不再是盲目的追尋欲望的達成，而是靜下來傾聽自己內在的聲音，才能知道神其實透過生活裡很多經驗在教導與傳承給我們很多智慧。

你需要的氣息

雪松淡淡的木質香，引領人們回歸真實的自我

在聖經裡頭雪松象徵著神聖、權威、財富與救贖；在古埃及的歷史記載裡，雪松被拿來製成法老王的棺木與傳說中的「法老船」——太陽船和月亮船，目前已經找到太陽船，就陳列在古夫王金字塔旁的博物館裡。

大西洋雪松有一種木質的香氣、也有香甜味、尾韻還有香脂穩定的氣息，雪松象徵著對於死亡恐懼的救贖；死亡帶來的恐懼是強而有力的破壞力，因此延伸至雪松精油，它帶給我們勇於面對並克服恐懼的能量，尤其是無法預測的恐懼。

你需要的氣息

清澈的祕魯精品咖啡豆洗滌身心，回歸自我

祕魯咖啡豆甜度高，有草香、稻根味，入口時有口感明確乾淨，如雪水般純淨，但是入喉後卻給人穩重厚實的感覺。祕魯境內的馬丘比丘是個靈修勝地，有人說這種口感真的很像在山上靈修的長者，有著與事無爭的氣息，而那清透的口感令人當下只想好好地做自己。

香氣記憶的分享

我相信很多人都喜歡算命，是因為人對未知的恐懼及對神祕的渴望，再加上想要知道更多自己的事，所以不管是網路還是路旁，到處都充斥著算命仙。其實我從小就是在一個充滿算命還有通靈的家庭長大，我的父母都是精通八字的命理老師，爺爺和奶奶也是開宮廟的乩童，所以對於這些，我早習以為常。

長大後，我也有過一段迷惑的日子，總愛依賴算命，而且在家算不夠，還到別的地方算；終於有一天，我放下了這樣迷信的方式，因為我發現，沒一個地方可以真的算得準。那時我剛好遇到一個靈修的長者，也是她的一句話點醒了我。

她說：「妳不用算了！妳的命是算不準的，妳知道自己有所謂的天命吧！天命是天給的，算命是地上算的，所以一定算不準！」那天過後，我就再也沒去算過命了。

有一段時間我一直嗅吸大西洋雪松精油，因為我想靜下來，試著不靠算命而讓我的恐懼有所依憑，然後找到和恐懼共處的方法。這個香氣的確讓我安定很多，我總用這個氣味提醒自己是安全的，久而久之，我似乎也不用再刻意做這樣的練習，反而能把專注力放在我要做的事上。

剛開店的時候，有一位路過的客人看到我們的咖啡很特別，就進來和我聊天，我才知道原來她也是個熱衷算命的人，所以我建議她品嚐祕魯莊園精品豆，她好奇地問我為什麼推薦她這個，我說：「妳會一直喜歡算命，是因為對生活的恐懼與好奇，其實妳只要專注傾聽自己內在的聲音就好了，而這款豆子的氣息能夠幫助妳身心靈整合，讓妳回歸並重視自己內心的感受。」於是她接受了我的建議，開始品嚐祕魯精品莊園豆。咖啡一入口，她就驚豔的說：「真的好有在潔淨的雪地裡的感覺！我喜歡這個味道，感覺很不一樣。」她興奮地繼續把半杯分成兩口喝。

我說：「品莊園精品咖啡要慢，妳這樣喝太快了，沒辦法體會它的層次。」

她開心地說：「沒辦法，實在太好喝了！這真的好像喝到我內心的渴望一樣，但是妳不是算命仙，怎麼知道我會喜歡這款咖啡？」

我說：「每個人都有自己的氣息磁場，我是以妳所散發出來的氣息，去比對與妳氣息互相共振的咖啡款而已，就好像如果妳想要當媒婆，妳會有直覺知道這兩個人合不合，總不會把兩個『不搭嘎』的人放在一起吧！」

「原來是這樣喔！」她說。

然後我繼續告訴她：「所以妳不用一直去算命，只要妳靜下心來專注在妳要做的事情上就好了，很多事就會按照妳所想的慢慢發生，這就是『心想事成』的力量。我以前也曾經不懂，而和妳一樣到處算命，但是後來我發現只要專注於

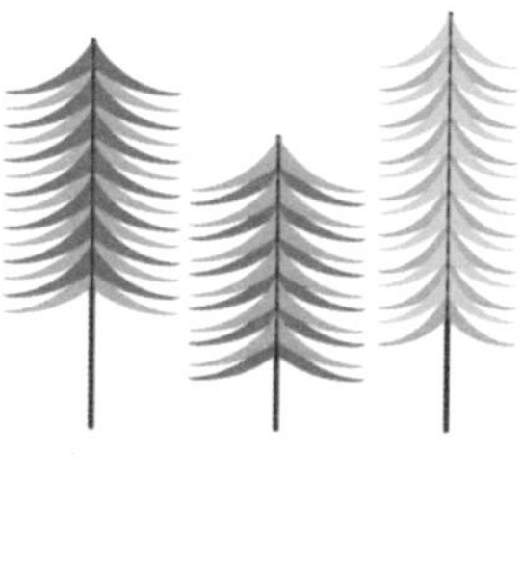

想要的事物上，全宇宙的能量都會幫妳。但當然那是要有利於人類的事情，因為當妳發出好的能量，好的頻率才會與妳共振；如果妳發出不好的念頭，相同的，不好的事也會發生，所以我們要顧好每個念頭。」

接著我又說：「之前我去找了一個算命的老師，他說我絕對不可能念公立學校，一定要晚婚，不然會離婚，但其實我去算命的當下，已經考上師大了，而且也結婚五年了。但是這個在江湖裡很有名的老師卻沒有算準我的命，於是我回頭想，為什麼我可以戰勝自己的命盤？於是我發現，是因為當我夠了解自己的時候，知道我擅長什麼，就會專注在擅長的事情上，也就能順利把它做好。我記得學生時代去算命時，有一個跟我同年同月同日生，但不同學校的朋友和我一起去，當時那個老師就說看我們兩個的命盤，都註定要晚婚。但是那位算命師的話我從來沒聽進去過，所以我做的事和他說的完全不一樣；可是我朋友聽進去了，她堅信自己要晚婚，然而男方等不下去，就娶了別人，所以她到現在還是孤家寡人一個。因此，我覺得認識自己比去預知自己能做什麼更重要。」

當天結束時，她很開心地帶了幾盒咖啡回去。

她說：「我要跟我的內心好好對話一番。」

後來她告訴我，現在她沒有那麼迷惘了，每天用一杯咖啡的時間去想想自己還能做什麼，然後每天充實的生活讓她覺得生命越來越有意義，而算命的錢省下來變成咖啡錢，她也開玩笑地說這太值得了！

原來靈性的本質不在於所謂的通靈、打坐或是修行，而是在於了解自己內在真正的聲音，去體悟每天的生活帶給你的意義。活在每個當下，其實生命的答案就在當時的情境裡，端看你有沒有專心地過每一分每一秒，如果有，那麼恭喜你！你就是自己最好的靈性導師。

每日小練習

方法一

找一天，把舊照片好好整理一番，選出一張最喜歡自己當時樣貌的照片，沖泡一杯祕魯精品莊園豆，一邊品味咖啡一邊看著照片，問問自己為什麼最喜歡那時候的自己；萬一沒有喜歡的，那麼也問問自己：「為什麼不喜歡？」如果每張都很喜歡，那麼恭喜你！不過，也請想想為什麼喜歡。與過去的自己連結，你會發現現在的自己已經很不一樣！

方法二

取一張衛生紙，分別滴上：雪松精油1滴＋甜橙精油1滴＋薄荷精油1滴嗅吸，會有著聖誕節的香氣，透過聖誕節的氣息感受心靈的洗滌與純淨。

Lesson 11

起伏，是生命的定律，改變，是生命的真義

世界上唯一不變的就是一直在變。

變動是每分每秒都在發生的過程，許多事一直不停地改變，但是改變這件事從沒有消失過，只有我們學會接受每個當下，不再抗拒改變的發生，才能不被這些改變干擾。

我常聽到有人說：「吼！怎麼又來了，不是都過去了嗎？」其實這句話的背後，透露著這一切從沒有「過去」。沒有過不去的事情只有過不去的心情，同樣的問題就會不斷重複出現。

當自己的心情可以接受一切，即使後來又再發生一樣的狀況，你的心情與事情的頻率就也再也無法互相干擾、共振，那麼一切才是真正的過去。

你需要的氣息

厚實的花梨木有種撫慰人心的安全感

花梨木帶著清澈香甜的花香味及木頭的辛辣味，令人百聞不膩，有種成熟的質感。花梨木是著名安撫情緒的精油，對於抗憂鬱有很好的效果，它也能溫和地刺激免疫系統，不止能提振精神，還能撫慰靈魂，帶來一種安定感。

高大的花梨木就像能提供安全感的大樹，想像我們站在樹下，就會感受到被接納的能量。我們是否像花梨木一樣，透過生命的層層鍛鍊，而讓自己更成熟更有質感？還是抗拒著生命的某些歷程？

在諮詢經驗裡，我發現選到花梨木精油的人，生命中往往經歷過大起大落，而如何從中學會臣服、接受生命所賜與的一切皆有他的意義存在，這就是一種靈性層次的提升。

衣索比亞耶加雪夫水洗豆豐富的層次變化，喚醒等待跳動的靈魂

衣索比亞耶加雪夫水洗豆，因為水洗的處理方式，讓它的口感更為乾淨清澈，卻也變化豐富，香氣的層次從清新平衡的檸檬酸甜氣息，延伸到細緻的茉莉、玫瑰花香氣，餘韻持久。另外，當中透露的粉嫩蘋果酸香氣味，則是耶加雪夫的明顯標誌。

在花香與果香千變萬化的風味裡，有如外在環境的一切變動，當你不再抗拒，接受改變的同時，才能體會其中的輕盈，也能看到自己因應每種改變的成長與成就。

冰滴衣索比亞耶加雪夫水洗精品豆，會有神奇的荔枝香，這是種更溫暖的水果香，很適合在夏天的時候品嘗，體驗不同溫度的咖啡帶來的變化。

香氣記憶的分享

人性通常抗拒著改變，就像剛學會講話的孩子，不管你問他什麼，他都只搖搖頭，然後說不要。喜歡安逸，而不喜歡改變是正常的人性，但是生處在世界上，我們就偏偏必須接受改變，才能讓自己活得自在。

淨容是我學生時代打工時認識的同事，是一個很好的朋友。她個性溫和、善良，非常為別人著想，她最大的問題就是對自己非常沒有自信，加上她排行家中的老二，因而總覺得媽媽似乎把所有的愛都給了哥哥，所以她常常懷疑自己的價值。畢業後，我們有了各自的生活，慢慢地就少了聯絡。直到臉書的發明又讓我們再續前緣。

三年前我們再度相遇，相約吃飯，雖然中間隔了十年的時間，但是話匣子一打開，就完全關不起來了，時空好像回到十年前，那時候的我們還是無憂無慮的少女，如今彼此卻都已是兩個孩子的媽媽。

她說：「這十年我其實過得很辛苦，跟公婆住在一起，婆婆總是不經過我的同意就用我的東西，我生完老大後自己一個人坐月子，都沒有人幫忙，我爸媽在外地，先生又要上班，婆婆每天只會對我碎嘴幾句，然後就出去了。滿月那天我抱著小孩來到淡水河，我真的很想要就這樣跳下去，但是剛好旁邊有一個土地公廟，我回過神來發現小孩一直哭，所以就打消念頭。」

我說：「後來呢？後來發生什麼事？」

她接著繼續說：「後來我就回去上班，小孩給婆婆照顧，我開始逃避回家，到處學東西，到處拿不同的證照。這就是我這十年的生活。後來我才知道原來我一直有產後憂鬱的問題，雖然我現在看起來好好的，可是當我在夜深人靜的時候就會想哭，然後一直想要搬離這個房子。」

我說：「聽起來真的很辛苦，那妳現在有什麼想法嗎？」

她說：「我也不知道，真希望有一天能夠讓我找到一個解套的方法。」

於是我說：「那妳要不要來學氣息智能？透過品香讓大腦整合，當腦部整合完全，就能觀察周遭的環境，做出適當的應對，同時也能更了解自己。課程裡也會有品咖啡的訓練，經研究證實，品莊園精品咖啡可以整合大腦的語言、思考、聽覺、視覺，達到預防失智的效果，也可以統合表達能力、與他人相處的能力！我覺得妳現在需要好好地重整一下自己的大腦，讓自己生活得更自在。」

她說：「如果能改善我現在的狀況，我非常願意去！」

然後花了兩年的時間，她很認真地學習氣息智能，慢慢地整個人都開朗了起來，也亮了起來，生命開始有不同的體驗與希望。她回想這一路走來，花梨木精油一直是她的最愛，因為那種溫暖的氣息打動了她的內心。然而，正在她高興得回憶這兩年來的成長，突如其來的狀況又讓她人生陷入另一個低谷。

有天她跟我見面告訴我：「我老公被公司開除了，他們公

司裁員，現在我不知道該怎麼辦！」然後因為她很喜歡衣索比亞耶加雪夫水洗豆輕盈的香氣及豐富的層次，就自己手沖了這款豆子。

她邊品邊說：「我老公居然告訴我他想要去自殺，他覺得現在一無是處。我好像看見當時發生在我身上的狀況，整個又重演在他身上。怎麼會這樣？」

我說：「其實很多事情並不會消失不見，生命是有起伏的，面對恐懼的情緒不可能完全消失，但是妳看待這些事情的看法，會隨著生命的成長而不一樣。像有些人一失戀就恨不得這段戀情從來沒發生過，想把一切記憶刪除，把恐懼當作毒蛇猛獸一樣，想要銷毀它。但是這是不可能的事，發生過的事情就是存在著不會消失，唯一能改變的就是妳對這些事的看法。」

她說：「我懂了，我不能夠一直恐懼和抗拒那種感覺，過去我只是用逃避來解決，事實上這些事情、這些問題都還是存在，我要去接受它，然後改變我的想法，清除我的恐懼。」我說：「對啊！所以現在妳能做的就是好好地去面對這些問題。」她點點頭，表示了解。回家後，她把這樣的心情與先生談開，一起認真思考有什麼更好的方法能解決這件事，於是他們最後終於找出一套解決方案。

後來淨容告訴我，這個過程中她體悟到生命是流動、起伏的，每件事情都無法用逃避來面對，只有以平常心面對起伏，才不會被恐懼左右自己原本快樂的心。

我想，在這些過程中的體會對她來說是最好的人生歷練，因為人生唯一不變的就是一直在變，只有接受外在的一切改變，自己才能真正改變。

每日小練習

方法一 將花梨木精油做成精油皂，在沐浴時，趁著被花梨木香氣包圍的當下，想像自己處在一個全新的狀態裡，並為這個新狀態感到快樂。

方法二 靜下心，手沖並品嚐一杯衣索比亞耶加雪夫水洗精品豆，放開心，讓自己面對內在真實的狀態，透過咖啡的香氣與層次，感受轉化的能量，讓自己平靜後再進一步想辦法改變現況。

How to make

花梨木精油皂製作方法

工具／

・500 ml燒杯1個
・攪拌棒1支
・電磁爐或瓦斯爐 1個
・中型鍋子1個
・50 g皂膜1個
・菜刀
・砧板
・微波爐用量杯
・保鮮膜
・膠帶、膠台
・剪刀、刀片
・75％酒精＋噴瓶

配方／

・無患子皂基50 g
・花梨木精油 7 滴
・薰衣草精油 3 滴

製作步驟／

1. 將皂基切成小塊。
2. 放入微坡爐加熱（100 g 1分鐘）。
3. 皂基融化成液態後，加入想要的香味。
4. 倒入模中等待成型。
5. 約數小時後（最快1小時）可脫模。
6. 包上保鮮膜即完成。

Lesson 12

知性，是感性與理性平衡的最美狀態

相信我們都遇過很「ㄍㄧㄥ」的人，或者你自己就是這種人：過分理性到有點不近人情，讓自己每天都好像穿著盔甲在過日子。

其實懂得示弱、求救，並不是件丟臉的事，我以前也是非常「ㄍㄧㄥ」的人，大家看到我都覺得我非常樂天，不可能會有事情讓我沮喪難過，但是我其實也有低落的時候，只是被我藏起來了。

非常感謝有一位朋友在我脆弱的時候，看見了我隱藏的脆弱，並且適時地對我伸出援手，從那刻起，我明白其實示弱並不丟臉，反而能讓我更有動力繼續往下走。

你需要的氣息

玫瑰天竺葵的優雅花香，協助你調整步調

天竺葵精油的香氣介於玫瑰、佛手柑、與花梨木之間，很容易和其他精油混合出特別又好聞的氣味，而且通常會達到一加一大於二的效果，給人驚豔的感覺。

天竺葵優雅的花香，呈現出柔和的氣息，這氣味分子具有平衡腎上腺皮質分泌的效用，因此它可以激發戰鬥力，以及平衡內分泌的功效。

在諮詢的經驗裡，過度理性的人通常較無法放鬆自己，因此時時處於備戰狀態的工作狂最需要這樣的精油，來幫助他們調整自己的步調，讓自己能與團隊一起更協調的運作。

你需要的氣息

印度麥索金磚的穩定，帶領你統合自我

印度麥索金磚是開始學習品莊園精品咖啡的入門款，這款豆子生長在印度的金礦產區，風味不苦不酸，有焦糖巧克力的明顯甜味，口感滑順，層次變化精緻，酸味入

喉後隨即柔和地轉化為甜，給人一種穩定、不偏不倚的香氣體驗。滑順平衡的口感可以讓原本不平衡的心情，慢慢地達到平衡。

香氣記憶的分享

週末的下午，一個長相甜美的女孩推開玻璃門走到店裡，有禮貌地問：「請問有品莊園精品咖啡的活動嗎？」我們歡迎她的參與，彼此自我介紹後，才知道她叫Judy，在醫院當心理師，專門輔導病人及護理人員，以她這種甜美的長相，實在很難想像她每天要面對這麼多人的情緒及問題。

我們稍微聊了一下後，我問她平時喜歡喝什麼樣的咖啡，她笑著說：「我都只喝便利商店的，因為聽說這裡有很特別的咖啡，所以我想要來品嚐一下。」

與她交談的過程中，我發現她「非常有禮貌」，但這種過度客氣無形中有一種距離感，讓我無法一眼看出她的情緒。

於是我說：「那我們今天來試試看品咖啡的入門款——印度麥索金磚豆如何？」

她接受了我的建議，我手沖給她後，她將一口咖啡含在口中，然後吞下了這口咖啡，依舊很客氣地說：「這咖啡好特別，真的不像一般的咖啡，我還以為我喝不了黑咖啡，沒想到這麼好喝。」

我們開始閒聊，我也試圖讓她放鬆，我試探性地問她：「妳會不會覺得做這種工作很辛苦，都不太能有自己的情緒？」

Judy微笑一下說：「還好啦，這是我的興趣，不過有時候真的要把自己的情緒收好，否則沒辦法做好這份工作。」

我問：「那妳品這款豆子有什麼感覺？」

Judy說：「我覺得很不錯，有一種平靜的感覺，沒有太多的激情，口感輕輕柔柔的。我只能說出這些而已。」

我說：「沒關係，品咖啡本來就是要時間與經驗的累積，我們都是品了好久才慢慢能夠品出個所以然。」

就這樣，我們結束了第一次的品咖啡活動，並且約了下一次的活動時間，我明白面對這樣人格特質的人，需要的是時間才能讓她打開心房。當天她帶了印度麥索金磚豆回家，同時我也建議她，如果有精油薰香的習慣，可以使用玫瑰天竺葵，也會有同樣讓人感到平衡與放鬆的氣息頻率。

一週後她第二次來品咖啡。

我問她：「上次妳帶回去的咖啡自己在家裡品得如何？」

Judy說：「我覺得很不錯，只是有點驚訝，我喝完會一直想睡覺，所以我現在都是在睡前喝，喝完就感覺很放鬆，很好睡。」

我說：「的確是，好的咖啡本來就有很好的放鬆效果，所以喝了想睡覺是正常的。」

Judy接著說：「我這幾天發生了一些事，本來覺得很不平靜，但是在家自己品完莊園精品咖啡後，慢慢地就能平靜下來。」

我問她什麼事讓她不平靜，Judy說：「其實坦白說，我跟同事間有一點磨擦，她總覺得我在控制她，但我其實並沒有那種想法。有一次我跟她一起討論辦活動的事，討論好後我就把工作分配好，並且告訴主管我們的做法，然後我同事就很不開心，她認為我很多事情都沒有告知她就自己做了，覺得很不被尊重。我自己是一個心理師，居然會犯這樣的錯，我現在有點不知道該怎麼面對她。」

我說：「妳會不會活得太辛苦了？我們也是人，不可能不犯錯，不可能不需要別人，我們也是會軟弱的啊！」

Judy紅了眼眶，接著說：「可是我怕別人會覺得我這樣很不專業，我不想因為自己的情緒，而影響了別人對我的看法，我必須保持在一個公正客觀的狀態。」

我說：「我能理解妳的心情，就很像出減肥書的人一輩子都要保證不能變胖；出美容書的人要保證一輩子都不會變老，但是我覺得這些都不可能，只要是人，都一定有他的限制。」Judy聽完這句話，放鬆了一點，坐姿也開始比較鬆軟地靠在椅背上。

我接著說：「我演講關於正向能量、轉念，並不代表我就不能發脾氣，或者我就一定要每分每秒都維持著正向思維，我只是讓自己處在負面情緒裡的時間縮短，不讓自己陷入負面情緒中，盡量快速轉念而已；就像很多兩性作家都是自己離過婚後，才能夠體會什麼是真正的兩性生活。放輕鬆一點，我也是因為以前曾活在太負面的世界，而後才知道什麼是正面的世界，妳可以試著允許自己軟弱，因為很多事真的跟妳想的不一樣。唯有這樣，妳才能真正放鬆。」

Judy笑了笑說：「那我懂了，好像真的是這樣。好吧！那我回去跟我同事先開口道歉，或許有轉機。」

隔天我收到Judy的訊息，上面寫著：「我已經跟同事把話說開，的確，我們都是人，脫去專業的外衣後，我才知道原來我跟人的距離這麼遠，我們終於可以用一樣的語言去同理彼此的感受。真的很謝謝妳，我會試著讓自己活在人間，不再那麼不食人間煙火，下週見。」

我相信許多人在一生中都有自己的角色包袱，像是老師的孩子就不能考最後一名，寫成功勵志書的人就不能夠失敗，但真的是這樣嗎？

我自己也曾經有過這樣的壓力，那時我跟好姐妹在聊天的時候，她調侃地問我：「妳要出人際關係的書，那妳之後都不能跟別人吵架喔！不然妳的書怎麼賣？」

我大笑後告訴她：「我就是因為曾經有過人際關係不太好的經歷，我才知道怎樣改變，如果一個人什麼都好，誰會知道問題是什麼。人往往對於理所當然擁有的東西，無法感覺它的存在。我的出發點只是希望把經驗分享出去，過程中我誠實地面對自己，也面對別人。我覺得並沒有什麼衝突，每個角色被社會賦予的標準本來就不一樣，但是妳自己選擇要走什麼樣的路，就要有相對的體認，期許自己能做到該有的程度。但是過程中，如果連自己都無法感到快樂，那麼即使原本是好事也會變壞事了。重點是，就算是吵架，我也會有效的吵，因為，吵架何嘗不是溝通的一種！」

後來我跟Judy變成好朋友，我們允許彼此在對方的面前軟弱，因此我們都更快樂。有時候金箍咒是自己給自己的枷鎖，讓自己回歸初心才能讓感性與理性達到平衡。

有一次我與世紀奧美公關創辦人丁菱娟顧問聊天，聊到示弱的問題，她告訴我跟她聊最多這個問題的通常都是高階主管，我立刻點頭如搗蒜地說：「對，因為主管很難向屬下示弱，怕士氣會被削弱。」但是她告訴我，其實這樣的想法相反了，有時候適時的示弱反而會激勵團隊使其更勇敢，畢竟人都有勇於挑戰與保護弱小的因子！

每日小練習

方法一

為自己量身訂做一個5 ml的精油滾珠瓶，並將滾珠瓶中的精油輕抹於人中、胸口後，進行腹式呼吸。將意念放在丹田的位置，透過腹式呼吸能放鬆情緒，將香氣均勻地導入身體，享受平衡的氣息。

‧滾珠瓶精油配方：5 ml荷荷芭＋玫瑰天竺葵3滴＋檸檬2滴＋薄荷1滴。

‧腹式呼吸法：吸氣的時候，把肚子充滿氣使之鼓起來；吐氣的時候將肚子裡的氣推出去，讓肚子縮進去。

方法二

在緊繃無法放鬆的時候，來一杯印度麥索金磚莊園精品咖啡，讓咖啡濃郁的純巧克力香氣與苦甘的口感，在喉嚨的地方回甘，感受味覺與嗅覺的平衡感，同時也讓自己左右腦平衡，理性感性平衡。

Lesson 13

換位思考為自己爭取，不需要再覺得委屈

換位思考的目的是提供不同的角度看事情，當我們用不同的思維解讀同一件事，就能看到很多不同的面向。

有些人一直堅持只有自己看到的才是對的，但是能有雅量接受別人不同角度的思考模式，才能真正擁有全觀性的思維。

聰明的主管看到部屬的建議後會說：「我覺得很好，但是我們可以再怎麼樣就會更好。」然而笨一點的主管卻會全盤否認，長久下來就再也沒有人願意為他效力了。

生活裡有許多常常需要轉換角度看事情的時候，唯有如此我們才能從不可能裡看到可能，從可能性中看到更多的希望及價值。

你需要的氣息

清涼又甘甜的澳洲尤加利精油的香氣，給你耳目一新的動力

尤加利精油是大家耳熟能詳的精油，它常出現在防蚊液中，也被用於治療感冒或肌肉痠痛，尤加利樹能淨化空氣，樹皮還可以做紙漿，當年萊特兄弟的第一架飛機，也使用過它的木頭作為機身骨架和機翼。此外，它還是孕育無尾熊成長的植物，在古澳洲也常將樹皮拿來做藝術品。

尤加利的妙用很多元，是因為尤加利本身帶有著豐富的能量，而尤加利精油通常會帶給人耳目一新的氛圍，它的氣味清涼，略帶有面速力達母的味道，聞久一點會轉變為甜甜的瓜子味，氣味有別於其他的精油，卻同時可以與其他精油混搭，達到不同的效用。

我在諮詢中發現，尤加利精油會帶來一種轉換固執想法的力量，透過這款精油的氣味，可以幫助人們跳脫原本的思維，讓自己更多元化地去感受更多不同的事物，使性格不至於僵化或固執己見。鬆綁固執，就能展現自己不同的面貌，讓更多人看見不同而特別的自己。

你需要的氣息

來自海洋的夏威夷豆，有如倘佯在海裡般的輕快

夏威夷精品莊園豆的氣味讓我很驚訝，怎麼有咖啡能有清蒸螃蟹的海味！聞乾香的時候還有巧克力的甜味與杏仁的香氣，口感更是微酸微辣的。

這種香氣品起來是種另類的感受，推翻我原本對咖啡的認知！夏威夷精品莊園豆給我一種嶄新的氣息體驗，完全跳脫我對咖啡既有風味的認定，而且，它尾韻的甘蔗香，更是激發出我腦袋裡新的漣漪。

當咖啡放得越涼，入口後就越會有淡淡的海水鹽味釋放出來，這是這款豆子最神奇的地方，我都說這是鹹的咖啡。而它的冰滴咖啡則像是沖繩黑糖般甘甜而不膩，同時帶有著仙草冰般的特殊風味，讓我真正體會到什麼是「跳tone」的咖啡。

只有承認自己的特別，才能讓別人也看到你的特別。

香氣記憶的分享

小鳳是位公務人員，已經在公家機關服務十年之久，有一天她的上司要她去對別的部門演講，要求她用自己的放假時間，並且沒有講師費，她默默地接下這份工作，但是內心有許多的抱怨。

我跟她本是多年好友，在她接了那份工作的晚上，她發了訊息給我問道：「我能找妳諮詢嗎？」就這樣，我們碰了面，當下她的表情就是一副無奈的樣子。

於是我問她：「妳發生什麼事了嗎？」她告訴我這件事，於是我幫她選了夏威夷精品咖啡豆，希望能幫助她透過品咖啡的過程，了解自己內心真正的問題所在。

我請她閉上眼睛，細細地品味這款咖啡豆的香氣，她嘴裡品著一口咖啡，閉上眼後，她說她看到了一幕景象，腦海裡出現媽媽正在鼓勵一向成績優異的姐姐，而她卻因為功課不好，所以什麼也沒有，這是她從小累積到現在的不滿情緒。

張開眼她苦笑著說：「原來我一直都是默默在承受，從來不知道要為自己爭取什麼。」她發現自己從小總是低調沉默，而現在的她一點也不想要再這樣。

於是我與她分享一個觀念：「我們不能養成別人的貪念，因為過去我們花心思和時間學習和付出，那是我們對自己的投資，但現在我們要去演講，相同的，對方也必須拿出同等的價值，這是對彼此的尊重，不是計較也不是自私，是為自己爭取應得的權利。」

她想了想，覺得必須要拿出魄力為自己爭取，話說完，她慢慢地咀嚼杯裡夏威夷咖啡豆的香氣，希望給自己帶來無比的勇氣，以突破這四十年來僵化的想法。她離開時，我給了她一瓶澳洲尤加利精油的滾珠瓶，讓她帶著這個氣息隨時自我提醒。

隔天她找了主管，一邊發抖一邊對主管說：「我花了時間、金錢栽培自己，現在又要用自己的假日去上課，卻沒有任何的報酬，這是不合理的。我也要為其他人爭取，如果站在講台講課是這麼的廉價，沒有任何鼓勵，那大家學習的動力豈不是很低？所以我覺得一定要有講師費才行。」

這段話嚇壞了她的主管，結果下班前，主管又把她找去。主管說：「我發現其實這部分是有預算的，所以妳要講師費是可以申請的。」就這樣，她順利地為自己的人生做了第一次爭取，而且也順利地讓這樣的制度建立起來，因此，大家對於學習就有了更大的誘因與動機。

她到店裡來告訴我這件事時看起來開心極了，沒想到為自己爭取沒有想像中的難，這件事讓她有了很深的體悟，明白不必凡事委屈求全，但也不需要特別計較、比較，要先認同自己的價值才能有勇氣跟別人談價錢，並且讓別人也看到自己的價值。

現在的大環境裡有太多的削價競爭，養成大家對許多事物的不珍惜，造成一種浪費。曾經有團體要求我去上課，但是沒有費用，我問了之後才發現，他們既不是公益團體也不是沒預算，只是把預算拿去聚餐，這種情況我一定拒絕，因為這是對人的基本尊重，沒有什麼事是絕對的「應該」。所以要看重自己的價值，不要讓別人覺得妳能被濫用，而造成對方的貪念，以為不用付費就可以獲得，這是萬萬不可取的。

夏威夷精品莊園豆的氣息，轉化了小鳳原本被禁錮的想法，在放鬆的時候體會自己的力量所在，因此她改變了自己，也改變了部門的政策。所以不要再覺得無能為力了，妳的人生其實是可以靠自己爭取來的。

每日小練習

方法一 可到花市找尤加利的葉子，用鐵線繞成花圈，掛在門上或是牆上，讓居家空間有淡淡的尤加利香氣。透過尤加利直衝腦門的香氣能賦予你突破的能量。

方法二 在需要突破及換位思考時，可以品味夏威夷精品咖啡，品位的同時可將自己要突破的現狀寫下來，然後用碎紙機或是剪刀把紙碎掉，增強自己想要突破及改變的決心。

Lesson 14

改變前先盤點自己擁有的，然後勇敢放手去做

「終結」其實也有著重生的意涵。

不管是一個習慣、一份感情或是一段特別的關係，在世界上每一件事情都會結束的時候，差別只在於我們是以什麼樣的心情面對結束，是緊抓著不放，還是瀟灑地讓一切自然過去……

改變現狀主要靠的是個人意願，當你真正想改變的時候，哪怕一天只有一點點變化，最終也會慢慢累積成極大的不同。

開始學習慢慢地放手，不要讓太多不需要在意的事情，占據了快樂的記憶體，當你清楚自己的方向，朝著自己想要的方向邁進，最苦的永遠是昨天，一切都會過去，每個人都有資格創造新的美好生活。

你需要的氣息

以冷卻為香氣基調的絲柏，能讓你冷靜地下定決心

絲柏在古埃及時，同樣是拿來製造棺木的素材；而希臘人則將此樹獻給地獄之神——黑帝斯，因此絲柏象徵著與死亡的連結。它具有冷卻的特性，並帶有著新鮮、木質的香氣。死亡是生命的必經過程，也代表重生的開始，因此絲柏也有接納與放手的象徵意涵。

絲柏精油有很好的收斂效果，能夠調節焦慮的情緒與增加血流流動，幫助新陳代謝，也因此絲柏精油富含著變遷或轉換時所需的龐大能量。

在諮詢過程中，通常抽到這支精油的人，常常正好在搬家、換工作或是懷孕，這都代表著他們正處於改變現狀、終結過去的狀態。

你需要的氣息

哥斯大黎加三河水精品莊園豆，釋放無敵果決力

哥斯大黎加三河水這個區域，因為長久以來的開發所以產區將來可能會消失。而品哥斯大黎加的咖啡豆時，當它一入口就可以感覺到淨透清爽的口感，入到喉頭馬上

可以感受到香氣濃厚且帶著甘甜的果香，吞下第一口後略帶回甘感，品味完畢口腔裡仍會留著清爽迷人的風味。

這款咖啡的層次明快，給人果斷、不拖泥帶水的感覺，因此我覺得很適合想要「快刀斬亂麻」的人來品一杯，可以讓你有明快的決定。

香氣記憶的分享

Grace是一個室內設計師，我們在學生時代就認識了，當時她就是室內設計系的學生，那時候我們一起參加營隊活動，我對她的印象是非常的勤快，做事從來不喊累、不喊苦，非常喜歡攝影、畫畫，她總是拿著一本小冊子，隨時想到就畫，跟她一起去吃飯，她就會觀察餐廳裡的每一個設計細節。

出社會後，因為忙錄我們漸漸失去聯繫，後來透過臉書，才讓我把這位消失已久的老朋友又找了回來。

透過臉書，我們約了一起碰面敘舊，並且在吃飽飯後來到我們的店裡，我為她選了哥斯大黎加三河水精品莊園豆，因為我知道她的喜好，層次分明的風味會是她喜歡的氣息，而且她非常喜歡絲柏的香氣，那種果斷力正是她欣賞的風味。

她接過咖啡聞了一下咖啡的香氣，接著喝了一口後她就閉上眼睛感受著這款咖啡的風味。她說：「這咖啡的口感好乾淨爽朗，真希望我的思緒也可以慢慢地調整得這麼乾淨。」

我說：「還好吧？為什麼妳會有這樣的想法？」她說：「最近我的思緒其實有點煩，我想要轉型，因為年紀慢慢大了，不可能一直跑工地，而且我也結婚好幾年，想要能讓自己安心的懷孕，但是自己的公司又不能不努力，如果沒接案子，公司就沒辦法運作，可是我老公又很希望快點有孩子。所以我現在覺得很兩難。」

我說：「妳現在什麼案子都接嗎？還是有選擇性的？」

她說：「創業初期很辛苦的時候，還好有很多客戶幫忙介紹，所以我幾乎什麼案子都接，很多時候又不太好意思拒絕，所以我常常跑來跑去，現在公司的營運可以過得去，我開始想要接大的案子，這樣我就可以專心地做個一、兩件，不用分心太多，也不會花太多時間在交通上。可卻又總是想說有做就有機會，但是有時候發現做得很累，而且這些看似是機會的，好像也不是真的是機會。」

我說：「那妳就真的要下定決心去改變這個狀態，儘管初期會有點冒險。其實我很了解妳的心情，因為我當初也有走過這一段路，我剛出來當講師的時候，什麼案子都接，什麼演講都會去，那時候我也覺得或許這些都是很好的機會，可以讓我認識很多人，做更多的拓展。」

Grace點點頭表示同意，我接著又說：「但是幾年下來，我發現好像跟我想的不一樣。前幾年我的演講量很大，但是我的收入其實沒有很多，因為那時我很單純，想說沒關係，廣結善緣，但是慢慢的我發現自己對於演講的掌控，已經熟悉到駕輕就熟，我就想要挑戰更難的，否則就只能原地踏步或是退步。」

她問：「那妳後來怎麼做？」

我回答道：「後來我下定決心，給自己開了比原本高三倍的講師費，我希望透過講師費來篩選我的演講場次，也希望找我去演講的人是真的喜歡我的演講，而不是只是因為我很便宜。」

她又問：「那妳這樣壓力不就很大，萬一都沒有案子怎麼辦？」

我說：「剛開始前兩個月的確很痛苦，因為大家聽到我漲價了都紛紛婉拒，不然就是苦苦哀求我降價，但是我知道不可以！因為我要有自己的目標和格調，所以果斷堅持我就是這樣，不做任何的妥協及退讓。」

她若有所思地看著我說：「這真的要很勇敢耶，沒收入是一件很可怕的事。」

我認真的說：「我當然知道啊，但是我要提升自己的格局，就必須要有這個過程。幸運的是有一家企業，因為他們之前聽過我的演講，他們的客戶指名一定要我去演講，漲價後的價格他們同意，所以我才接到漲價後的第一場演講，從那場開始，就慢慢地順了起來，大家也都明白了我的定位。所以現在做起來很輕鬆，也覺得自己有一直再提升，那種感覺讓我更充滿熱情。」

她想了想後說：「我大概抓到一點頭緒了，我需要好好地釐清一下，把自己的底線界定好，該爭取的時候還是要爭取，否則永遠都拿不到大案子，因為大家如果認定了我的定位，我要改變就很難了。」

我點點頭說：「真的，就是定位問題，當妳把自己放在比較高的位置，別人看見的妳就是這樣，所以把自己手邊的東西分門別類，該整理的整理，該結束的結束，該重新開始就重新開始。其實這沒那麼難，度過陣痛期就好了。」

然後，她邊品嚐哥斯大黎加三河水精品莊園豆邊想，當整杯咖啡品完後她告訴我：「我們這麼多年沒見，沒想到默契都沒有變，我覺得這杯咖啡帶給我很清楚的思慮，讓我能夠快速地想出我要走的方向，的確，我希望能夠變成頂尖的設計師，所以我不可以繼續在乎眼前的小利，而是要開拓視野，讓我可以往更高的層次挑戰。」

我笑了笑說：「很高興妳領悟到這個道理，當我們對自己有信心，把自己栽培到一個高度的時候，真正機會出現時，才能掌握它。」

我們在很愉悅的對答氣氛裡結束當天的約會，而她真的非常喜歡哥斯大黎加三河水精品莊園豆的香氣。三個月後，我再遇到她，她告訴我她已經懷孕了，而且現在有一位之前的客戶，因為很滿意她的居家設計，所以店面也想請她幫忙設計。現在，她充滿信心，知道這樣的改變對她會是最好的選擇。

其實分辨對錯不難，而選定對的方向，才是需要花時間好好思考之處，而這端看你想要擁有多大的格局。宇宙法則就是這樣，你把自己的定位明確的標示出來，宇宙才能明確地給你回應，如果你連自己的定位都不清楚，宇宙如何回應你？就像是衛星導航，如果找不到你的位置，它也無從告訴你要往何處走。

每日小練習

方法一

當你猶豫不決無法下定決心的時候，可以使用絲柏精油調製成洗髮精或頭部按摩油，使思緒清晰，絲柏精油的氣息，有著一種潔淨、堅毅、果決的香氣會帶給人滿滿的勇氣與果決力。

方法二

想要改變又猶豫不決的時候，來一杯哥斯大黎加三河水精品莊園豆，可以引領你想想希望的人生格局，以及找到讓自己往訂定的方向邁進的方法。

Lesson 15

調整生命中的比重，不再自責與愧疚

現代的職業婦女巴不得自己有三頭六臂，希望每件事都能夠面面俱到地完成，然而事業與家庭間的平衡往往是最大的功課與難題。

後來我發現，很多事情根本沒有辦法兩全其美，但也不是一定非得要犧牲。

在很多狀況下掌握好該做的重點就好，不需要事事親力親為，無法兩全其美那就懂得如何調合；在調合的過程裡，必須學會取捨，有些不需要堅持的要懂得放下，所謂識時務者為俊傑，講的就是這個道理。

生活太多狀況需要調合，有時候減少一些堅持，看清自己的恐懼，進而一一化解才能處得自在。

你需要的氣息

具有療癒力的沒藥，是很好的修復能量

沒藥是一款很神奇的精油，當它單獨聞的時候有種藥草味，但是當它與其他精油一起調香時，因為很能融合每種精油的氣息，所以完全聞不出它原來的氣味。

古埃及人將沒藥拿來薰香，當作對死者的尊敬，據說沒藥是鷹頭太陽神的眼淚，代表的是到達心靈深處，幫忙轉化與超越物質生活，將身心靈合一的整合型療癒精油，能洗滌及平衡內外情境的衝突。

你需要的氣息

化繁為簡的巴拿馬水洗豆，有調合能力的香氣

巴拿馬精品莊園水洗豆，是一款個性非常細膩而且溫和的豆子，除了有細膩的口感之外，還有細膩的甜味層次。

因為水洗豆細膩且乾淨度高，在嘴裡的感覺彷彿與口腔融合；而香氣細膩複雜度高，又有多變的特質，象徵著面對事情能夠化繁為簡，適時且精準的調整，不死板而非常靈活。

香氣記憶的分享

小雅是一家外商公司的主管，生完第二胎後重回職場，我們就在一次的演講裡認識彼此，當天請她香氣抓周，她抽到了沒藥精油。

下課後她走過來找我，我問她：「最近有什麼事情讓妳無法聚焦好好地把事情做完嗎？」她說：「我快要窒息了，蠟燭兩頭燒的生活我快要撐不下去了！現在白天工作已經很累了，回到家還有兩個孩子要照顧，老公覺得照顧小孩是媽媽的責任，雖然他也會幫忙，但還是什麼事情都要依賴我，公婆也跟我們住一起，雖然他們也會幫忙照顧小孩，但是在教養的方式上，就有很多不同的意見和觀念。最近公司又要幫我升官，未來工作會更忙，一定沒太多時間可以照顧家庭。總覺得現在已經沒太多時間陪小孩，我心裡覺得很自責很內疚，但是我又不想放棄我的事業，為了這些事我每天都跟老公爭執，我真的很想改變這樣的情況。」

過了一個月，她拿著名片來找我，希望我能幫她解惑，說她實在無法再這樣下去了。然後我們約好了時間，她看起來有點憔悴，於是我選了巴拿馬水洗豆，手沖了一杯咖啡給她。

她問：「為什麼要選這款豆子給我？」

我說：「這款豆子很特別，風味非常細緻，就像是我們每天都要處理很多細小的事，學習如何在這些細小的事情裡調和出能夠呼吸和思考的空間。氣息智能的提升，需要透過嗅覺與味覺一起啟動，所以我們透過品咖啡來訓練自己打開第七感。

小雅開始品嚐第一口，她閉上雙眼說：「我怎麼覺得胸口好熱，好像有一股力量在心窩裡流竄。」我請她不要分心，繼續感受當眼睛閉起來時，冒出的念頭。小雅說：「我剛剛一共品了三口，我覺得第一口有很多複雜的香氣，我一時之間沒辦法辨別有什麼，第二口我慢慢感覺到果酸的味道，第三口我開始感覺有甜味回甘，層次越來越明顯。」

我接著詢問她：「那對於妳擔心的問題，現在有什麼想法？」

小雅說：「我剛剛靜下來，感覺我的心告訴我，其實我很想要在工作上有很好的表現，但是自己又放不下小孩，也沒辦法信任公婆。其實我已經擁有很好的資源，是我自己放不下。」我將自己的經歷與她分享：「我能明白，其實東方女性都會遇到這樣的困難，為事業開始衝刺的時候，每天都很晚回家，能跟小孩相處的時間幾乎沒有。有一次我假日難得在家，我突然驚覺小孩長好大了，內心興起一種自責的心情，覺得我怎麼沒有陪著他們，看到他們的成長，而他們居然這樣就長大了！後來我看到一本書《挺身而進》，書裡說出了職業婦女的難處，我發現不管東西方都有一樣的問題，而書裡YAHOO董事總經理鄒開蓮小姐的推薦序上有一段話：『我有時也會控訴自己給孩子的時間不夠，每當有這些念頭時，我會告訴自己上帝絕非拿家庭來懲罰能幹的職業婦女，也絕非只有一種成長環境能教育出健全的孩子。』看到這段話的時候我剛好在前往演講的路上，在高鐵上我的眼淚不聽使喚地一直流下來，我終於被了解，也知道原來當母親不是只有一種方法。」

小雅：「真的耶，我從來都沒有想過這些，一直在那種比較負面的情緒裡走不出來，我忘記還有其他的可能。」

然後她又品了變溫的咖啡說：「咖啡變得好柔喔，是因為我的心情改變了嗎？我覺得品咖啡真的很奇妙，感覺人好像只要碰到吃的心情都會變好。」

我說：「對啊，味覺是培養生活態度很重要的訓練方式，吃的文化影響整個家庭甚至整個民族，女人不需要跟男人對抗，兩性平等講的不是互相打殺，而是把彼此性別中的潛能發揮出來，一起合作分工，相信彼此的能力。」

接著小雅又擔心的問：「但是公婆那邊我要怎麼轉念會比較好呢？我真的很怕小孩被寵壞。」

我說：「其實重點是要給小孩最大的祝福。當我們給孩子的是恐懼，他們就真的會接受到恐懼的頻率，所以我們要相信並且祝福自己的孩子，因為他們有自己的路要走，要去學習。以前我也是會擔心這樣的教育會產生我不想看到的結果，但我後來發現，其實要讓小孩跟不同的人相處，他才能明白在人際關係裡，不能只選擇跟喜歡的人相處，這樣在同儕裡容易被排擠且無法學會包容，再怎樣的孫子阿公阿嬤一定是疼的，要學會感恩他們，只要抱著這樣的想法，這種好的氣息就能夠延續。」

小雅：「沒想到一杯咖啡能夠把我內心的思慮調整清楚，我現在覺得整個人好輕鬆好自在，轉念真的就會改變人生！」

結束第一次的接觸後，小雅每天給自己一杯品咖啡的時間，享受當下生活的美好。我們一直有連絡，我也一直追蹤她的狀況，她現在已經升上主管，老公看到她的努力也漸漸改變態度，她也敞開心，把小孩交給公婆照顧，即使彼此之還還是會有磨擦，她也學會睜一眼閉一眼，讓事情很快過去，不再那麼看不慣。因為危機有時候就是轉機，好的念頭就會導向好的結果。

每日小練習

方法一

每天做三件好事，試著用好的頻率與生活裡的每個人事物能量共振與調合。以沒藥精油混合你喜愛的香氣，為自己調一瓶香水，感受沒藥精油的調合氣息。

方法二

當心情無法調合時，品嚐一杯巴拿馬水洗精品莊園豆，感受花香與柑橘香的調合氣息，幫助心情的調整。

How to make

沒藥香水調製

工具／

- 50 ml燒杯1個
- 湯匙（小）1支
- 攪拌棒1支
- 100 ml避光噴頭瓶1個

配方／

- 75%酒精 20 ml
- 沒藥精油精油10滴
- 薰衣草精油15滴
- 玫瑰天竺葵15滴
- 純水 80 ml

製作步驟／

1. 以小湯匙取75%酒精20 ml，倒入50 ml小燒杯中。
2. 取沒藥等精油滴入酒精中，並用攪拌棒攪拌均勻。
3. 取80ml純水裝入100 ml避光噴頭瓶中。
4. 將融合好精油的酒精倒入純水噴瓶中，搖勻即可。

Lesson 16

不依賴就能不再想掌控他人，這樣才能真正活出自己

當我開始演講有關於親子關係的內容時，我覺得，每個人都是獨立的個體，不管是小孩還是另一半，每個人都是屬於他們自己的！然而我們往往因為自己內在的恐懼及不安全感，想要掌控對方，這樣反而讓彼此喘不過氣。其實當自己擁有自己時，就會發現自己是獨立的，就不再需要依賴任何親近的人，而讓每個人都能夠自在地做自己！

想要擁有做自己的自由與愜意嗎？當你學會放手的時候，你會發現不再依賴別人給的安全感，就會有內心的平靜與喜樂。

你需要的氣息

鮮紅的丁香花苞，讓自己成為自己的焦點

漢朝稱丁香為雞舌香，用於口含，漢朝大臣向

皇帝起奏時，必須口含雞舌香除口臭。丁香花苞本身有著紅色的花苞，非常喜氣，而丁香的氣味與牙醫的味道也很像，帶著甜甜辛香氣，前調有點水果般的清新香。

所以丁香花苞療效大部分在於治療牙痛或是口臭，口腔於心靈層面的意義表示為品味人生，因此與物質上的運用有著很大的關係。

在諮詢的過程中，我發現許多習慣的養成與成癮都與丁香精油的能量有關，透過丁香精油可以看見自己對於某些事物的依賴與被控制。但是只要你願意回歸自己，品味自己，就能擺脫許多限制，自在地做自己。

你需要的氣息

瓜地馬拉薇薇特南果精品莊園豆，讓你看見得天獨厚的自己

瓜地馬拉薇薇特南果高地，位處瓜地馬拉的西北方，它擁有肥沃的土壤及充分的降雨量，獨特的圈谷氣候形成雲霧帶，是得天獨厚的良好氣候條件，因此以生產品質卓越的咖啡而舉世聞名。

瓜地馬拉薇薇特南果精品莊園豆是一款會吸引人想要一喝再喝的豆子，有著莫名

的吸引力。特殊的果香甜味及花香味，口感甘甜滑口帶有微酸的風味，入口後甘醇濃郁，尾韻延綿令人回味無窮，是許多品味行家的單品首選。

這幾年薇薇特南果產出很多豆子，在瓜地馬拉屬於很有名的產區，因此象徵了得天獨厚的先天條件與豐富的產量，加上飽滿厚實的層次風味，具備各種不同的香氣，是一種富足與滿足的氣息。

香氣記憶的分享

小茹是一個家庭主婦，婚前在銀行當中階主管，婚後為了兩個小孩只好辭掉工作在家裡帶孩子，兒子現在已經讀中班，女兒兩歲多。她是我以前在銀行打工時認識的同事，因為一次的聚會讓我們又再相聚。

那一天她帶著孩子來找我，我看她一臉憔悴，欲言又止，所以我先讓她挑了一支精油，她抽到了丁香花苞，於是我同時為她挑了瓜地馬拉薇薇特南果精品莊園豆。

她問：「這支精油還有這款咖啡，有什麼特別的意義嗎？」

我說：「當然有！最近應該有什麼事讓妳很放不開，又不知道怎麼處理嗎？」她說：「有，我懷疑我老公有外遇，但是我現在沒有工作，又有兩個小孩，我不敢跟他攤牌，只能一直猜，一直問自己為什麼，我真的不知道為什麼事情會變成這樣。」

我問她：「有什麼狀況讓妳有這種感覺？」

她說：「他現在回到家，手機不離手，一直用line聊天，而且好幾次被我發現他聊完後馬上刪掉，讓我覺得很奇怪，我問他，他都說沒有什麼，叫我不要過度聯想，但是我真的好痛苦。」

我先請她靜下來品嚐我剛沖好的咖啡，而她可愛的女兒依偎在她懷中，用著大大的眼睛看著我。

我看著她：「妳覺得味道怎樣？」

她訝異的表示：「好好喝喔，喝了覺得很幸福，這是什麼咖啡？怎麼會這麼香、這麼甜。」

我說：「對啊！妳有沒有發現這款咖啡有點驕傲，在嘴裡會有像是孔雀開屏般的香氣四溢。」

她有感而發：「真的有耶！我真的有點後悔離開職場，自從開始當家庭主婦後，每天都不快樂。一直很擔心老公，有時候又會擔心小孩，總覺得有擔心不完的事，這樣真的好辛苦。而且以前我經濟獨立，根本不怕什麼，現在完全依賴別人，這種感覺好難受。」

我說：「那妳要不要跟妳老公好好溝通看看，或許事情不像妳想的這樣，有時候我們因為害怕結果，因而會不敢面對現實。」

當時說著說著，她的電話就響了，是她先生打來的，我隱約聽到電話那一頭說：「吃飯沒，記得要吃飯喔！」

我看她當時已經按捺不下情緒，邊哭邊說：「我哪還吃得下，你老實說你在外面到底有沒有女人，為什麼你一直跟別人聊天，還很神祕？」

電話那頭傳來的聲音說：「好，等我一下，我到外面講。老婆，妳真的不要亂想，因為我同事她老公外遇，她不知道怎麼處理，又要我不能告訴任何人，所以我才把對話都刪掉。她知道我有認識的律師，所以請我幫忙介紹，現在一切都已經舉證完畢，所以我才敢告訴妳，不然這種事沒確定前，我也不能亂造謠，但現在就讓他們自己處理，已經沒有我的事情了。」聽完她老公的解釋，我看著她破涕為笑，我自己也笑著搖搖頭，然後她掛了電話，抱著女兒哭笑不得。

我說：「妳看吧！真的是妳多心了！有時候恐懼會占據了我們的心靈，害怕失去、害怕沒有依靠、害怕被拋棄，所以寧可自己合理化地想一些『如果發生了我要怎麼辦』的彩排，不過是希望當真的發生的時候，不要讓自己失控。」

她說：「自從開始當家庭主婦後，我就對自己很沒自信，我總害怕孩子帶不好，老公會愛上別的女人，所以我對老公的行蹤都抓得很緊，對小孩也有很多的擔心，所以我每天都要求他們很多，只要不在我能控制的範圍內我就會生氣。」

我說：「人只要感覺不安全的時候，控制欲就會跑出來。我認識很多大學生，他們很常跟我抱怨自己的男、女朋友會奪命連環CALL，或者只要LINE已讀不回，對方就會擔心一整天；其實很多時候給彼此空間，對方都會感激你的信任與體貼，任何感情都像放風箏，太鬆容易飛不見，太緊會斷線，所以需要慢慢磨合，找到屬於彼此間的默契。然而，我覺得信任是最重要的。」

她說：「可是如果我相信他，最後才發現他欺騙了我，那我豈不是很傷？」

我說：「害怕被欺騙就是內心很深的恐懼，只要看清這點，當我們內心足夠強壯，欺騙與否根本恐嚇不了我們，一切以平常心看待，否則連跟自己最親的人都要諜對諜地生活也太累了吧！況且愛一個人不是佔有他，而是幫助他做自己，成就彼此。好朋友是讓彼此變成更好的人，好的另一半也是，父母也是，要讓他們做自己。首先，看到自己的掌控欲時，就要慢慢學會放手，彼此才會開心，生活才沒有壓力。」

她說：「我會回去好好思考這個問題，我也想出來工作，慢慢找回自己。」

小茹帶了瓜地馬拉薇薇特南果精品莊園豆回去，每天給自己一個品咖啡的時間，告訴自己要學會放手，才能雙贏。兩個月後，她把小孩送到幼稚園，自己又回到銀行開始上班，過著職業婦女的生活。

有一個假日，她帶著全家人一起來店裡，她告訴我現在的生活雖然比之前累，但是能夠有自己的事業是一件很美好的事，而且每天工作心胸也開闊很多，就不會再胡思亂想，而且跟其他同事交換媽媽經的意見，很多事情反而變得比以前更簡單了。

很高興她有這樣的改變，找到自己的存在價值，看到得天獨厚的自己，就會覺得自己已經擁有很多、很幸福，就能好好珍惜每分每秒，發揮出自己最大的效益。

每日小練習

方法一 找一天把手機關機一下午，品一杯瓜地馬拉薇薇特南果精品莊園豆，你會發現自己多了很多的時間，再閱讀一本喜歡的好書，你會發現，很多事即使不在自己的控制範圍內，你也能自在地呼吸與生活。

方法二 用丁香花苞精油薰香，透過丁香花苞的香氣讓室內充滿溫暖與放鬆的氛圍，因丁香花苞精油刺激性較強，如果在不了解自己膚質狀況的時候，較不建議使用於皮膚。

Lesson 17

愛，
不要在說抱歉後

每次只要抬頭仰望星空，看到有流星飛過，我一定會馬上許願，希望自己想要的都會如願，小時候也總是這樣天真的以為，所以看到流星就會不停地許願；但是慢慢長大後，開始發現生命裡的一切並不會都按照我們的想像，甚至常常脫稿演出，此時的我們還能保有赤子之心，對生命滿懷熱情嗎？

生命的劇本永遠不會按照我們所想的演，有一個朋友告訴我「人定勝天」，所以她相信自己的力量大過於天，我回答她：「如果真的是這樣，那麼意外呢？

這樣的狀況怎麼解釋人定勝天？當妳失去了原本所擁有的一切，妳能改變的是什麼？」

我相信的人定勝天是，不管老天給你什麼樣的劇本，你都能夠在活著的時候，把每個角色扮演好，面對不平順的遭遇，隨時轉化自己的心情，多采多姿地活好每個當下。

你需要的氣息

不凋的永久花象徵著心靈的活水

永久花又稱為不凋花，有著苦甜參半的氣味。

永久花對於骨骼肌肉化瘀的效果極佳，許多書裡都會提到它是化瘀的聖品，因此它用於心靈的化瘀效果也是非常的優秀，對於內心深處的創傷有著很好的撫慰效果。對於人生的意外事件也能運用永久花精油的能量進行療癒，解開心中的悶怒，寬恕造成創傷的事件。

你需要的氣息

玻利維亞卡拉那維精品莊園豆的轉折風味，讓生活更有情調

玻利維亞是內陸國家，有著「高原古國」之稱，這裡的梯匹卡種，不像鄰國的咖啡豆那麼大顆，但是有多元的香氣，不但有綠茶香還有花香，口感非常乾淨，前段有焦糖香，與巧克力的微酸微苦，中段豐富的櫻桃味轉為桃子香，還有甜萊姆的風味，

而餘韻裡留有香料的甜味，像是苦盡甘來的轉折，它乾淨的口感有種療癒與釋放的修復感。

香氣記憶的分享

Vivi帶著孩子來上親子芳療，五歲的兒子被診斷有過動症狀及語言發展遲緩，她總是一臉愁苦，最快樂的時光莫過於孩子靜靜的被她按摩的時候。照顧這樣的孩子是辛苦的，而媽媽的內心總是帶著愧疚。第一堂課程結束後，Vivi來找我，問我該如何幫助自己的孩子，我建議她先從按摩開始，在孩子睡覺前幫他按摩大腿還有屁股，這是小朋友喜歡被按摩的部位，當天她調了精油回去，開始與孩子進行每天晚上的親子按摩。

我們每個禮拜上課後，她都很開心地告訴我，孩子居然會主動拿精油給她，請媽媽幫他按摩。這樣的過程讓她輕鬆了不少，因為之前睡覺就是親子間最拉扯的時光，媽媽累壞了，但孩子精神好，而爸爸也已經不想搭理了，因此使得夫妻關係非常緊張。

最後一堂課的時候，我邀請Vivi喝一杯咖啡，我按照她的狀態幫她挑了一款適合她的豆子——玻利維亞卡拉那維精品莊園豆。這款豆子的香氣，非常療癒，我覺得她需要好好地休息，平靜一下情緒。

她邊品著咖啡邊跟我說：「我已經好久沒有好好地坐下來品一杯好咖啡，以前還沒有結婚的時候，我和老公常常會到處去喝好咖啡，後來生了小孩先是因為我們都忙於事業，小孩給保母照顧，但是保母因為年紀大，竟然只讓他看電視，再加上他天生過度的好動，讓保母招架不住。有一次跌倒撞到頭，傷得很嚴重，慢慢恢復後沒想到竟然變成有學習障礙的狀況。因為這樣我常常覺得很對不起他，而我先生則開始逃避這樣的結果，所以我們也常常因為一點小事爭吵，甚至我自己都沒辦法控制情緒，我常常在罵了小孩或是失控打了小孩後，覺得很抱歉而抱著他哭。這樣的循環已經兩年了，我真的覺得好累，當初我公婆就叫我在家帶小孩，所以後來小孩發生這些事，我也很不被諒解。」她邊說著眼眶泛了淚光，無能為力的心情來到崩潰的邊緣。

我請她靜下來慢慢地品嚐這杯咖啡，我輕拍撫摸她的背，對她說：「我知道妳委屈了。」她頓時崩潰大哭，我永遠記得她趴在桌上泣不成聲，整個背部抽動的樣子，像個無助的小女孩，她哭了將近十五分鐘，情緒才慢慢平緩下來。

然後我問她：「現在覺得怎樣？」

她說：「感覺很輕鬆，我覺得我必須要好好面對自己的情緒。」

我說：「我覺得妳可以不用這麼自責，事情的發生都是讓我們去學會愛自己，看到自己內心的狀態，沒有人希望發生這些事，但是也只有當妳樂觀面對的時候，妳才能看到每件事情背後真正的意義。過程中心情的起伏和煩躁都來自於妳無法面對現況，只有當我們接受，將一切瓦解後才能修復自己所有的感受，這就是所謂的『置之死地而後生』。」

她聽完後又哭了，邊哭邊說：「我不知道為什麼大家都針對我，我現在真的不知道怎麼面對我先生，我們的關係已經緊張到快要走不下去了。」

我說：「妳有好好跟他談過嗎？」

她說：「他一直躲避我的問題，不願意正面告訴我他真正的想法，我需要他的支持，但是他一點也不給我。」

我又接著問：「那妳有把這樣的脆弱告訴他嗎？」

她說：「其實每次只要開始跟他溝通，我的胃就會開始緊繃，通常臉色都不太好，會忍不住跟他抱怨，但是我發現他這樣只會離我越來越遠。」

我說：「其實氣息會互相交流，妳的情緒他有感覺，空氣裡瀰漫著讓人想逃離的壓迫感。妳可以試試別的方式，讓彼此都能夠放鬆地好好聊聊。」

然後我請她繼續品味已經涼掉的咖啡，她的表情已經慢慢地出現放鬆的線條。

她問：「那我要怎樣做才能夠真的放鬆跟他聊？」

我說：「夫妻間的親密關係是很重要的，我建議妳們可以泡一杯咖啡，因為咖啡會讓人放鬆，但是地點必須改一下，去找間不錯的汽車旅館吧！真的會有效。」

她害羞地看了我一眼，我說：「不信妳試試看吧！這招我跟很多人說過，效果真的都很好。」

當天她帶了玻利維亞卡拉那咖啡豆還有手沖咖啡工具回家，並跟老公約好要找一天去「開房間」，兩個禮拜後，我收到她的訊息，從文字裡可以發現她好開心。

她說：「親愛的老師，我真的太感謝妳了，其實我原本是不會主動跟老公說要去開房間的人，但是我聽了妳的建議，帶著咖啡去找了一家汽車旅館，剛開始我老公也不肯，後來到那裡我們的心情都放鬆了，再加上咖啡的催化，讓我們很像回到過去談戀愛的時候。我突然覺得他並沒有不愛我，只是不知道怎樣跟我溝通，因為他太愛孩子，無法接受孩子變成這樣。那天我們把心裡的話都說出來，同時也享受了兩個人很美好的時光。這幾天我過得很幸福，我希望能把這樣的幸福繼續延續。」

我回覆她：「已經發生的事不會改變，能改變的是妳對事情的看法。有時候夫妻間能走過一段這樣的歲月，其實是幸福的，從爭吵到了解到體諒到包容，這一切都是要讓妳看到妳老公有多麼愛妳，即使他笨到沒辦法好好表達還讓妳生氣，但是只要妳願意開口，釋放出溫柔，許多事都會得到改變。」

後來她每個月都會定時來找我品不同的咖啡，但是她告訴我，她的最愛還是玻利維亞卡拉那維精品莊園豆，因為她無法忘記那天與老公和好如初的美好氣息，那種感覺是她內心最甜蜜的依靠。

每日小練習

方法一

腰痠背痛的時候，可以製作一片永久花痠痛貼布，永久花精油具有活血化瘀舒緩痠痛的功效，敷在肩膀或是腰部，感受筋骨的舒緩，還有微微烘焙的紅茶香，享受放鬆筋骨的感覺。

方法二

品嚐玻利維亞卡拉那維精品莊園豆時，找個屬於自己的娃娃或是軟雕塑藝術品擁抱著，彷彿能體會暴風雨中的寧靜，即使環境再怎麼不如我們所想像，內心依然能寧靜地化解恐懼感，玻利維亞卡拉那維精品莊園豆的甜度極高，入喉後是一種甜蜜與歡樂！

永久花痠痛貼布製作

工具／

- 燒杯2個
- 電子天秤1個
- 加熱爐火（電磁爐或瓦斯爐）1個
- 隔水加熱用的鍋子1個
- 攪拌棒2支
- 4 x 4公分無菌紗布 數片
- 挖棒
- 固定貼布
- 拉鍊袋

配方／

- 蜂蠟3g
- 荷荷芭油20 ml
- 永久花精油5滴
- 甜橙精油4滴
- 薰衣草精油3滴

製作步驟／

1. 將荷荷芭油及迷迭香等精油加入燒杯後攪拌均勻以備用。
2. 將蜂蠟置入另一燒杯中隔水加熱，以攪拌棒攪拌至融化為液體。
3. 融化後將已調好精油的基底油加入。
4. 攪拌均勻後在燒杯中等待凝固。
5. 凝固後用挖棒均勻鋪平於紗布上。
6. 將紗布裝入拉鍊袋保存備用即可。

Lesson 18

多做多得，少做多失

人與人之間最難取得的就是「公平」，因此我們往往會對不同的事物有所「計較」。有些人是對錢的計較，有些人是對愛的計較，每個人總有自己計較的盲點；從出生到出社會，人性的盲點有時候是連自己都無法覺察的，所以難免會對不同的人事物抱怨或埋怨。

但是何不換個角度想呢？以我們的五隻手指頭為例，他們的長度也不一樣，而我們更不可能因為身體兩邊沒有對稱而放棄掉其中一邊，長短腳或大小眼，這些都是很常見的不對稱，但是對於這些與生俱來的不對稱，其實沒有計較的必要，因為這種計較是沒有意義的，只會讓自己很累而已，現實中的許多不公平，其實也是如此。

換個角度想有時候得與失不是我們用眼睛看到的，所以要把眼光放長遠，多做多得少做多失，不計較保持感恩的心，就會有意想不到的收穫。

你需要的氣息

日夜不停散發香氣的茉莉，給你快樂付出的滿足感

茉莉花在印度被稱為「夜后」，因為它的香氣在日落後更為濃郁，花瓣的樣子長得像天上的星星，有著強烈的吸引力與生命力，濃郁的甜甜花香帶著性感、樂觀及愉悅的香味特質。

茉莉花也被稱為生殖的藥草，因為它總是在日夜不停地散發香氣；在埃及，茉莉花則為愛西斯女神的代表，給人一種心靈的繁殖力量，有著深厚的使命感與熱情，也象徵著付出與愛，是無怨無悔、心甘情願的大愛精神。

你需要的氣息

自然友善的多明尼加咖啡豆，帶給環境溫柔的氣息

多明尼加有機莊園精品咖啡，口感相當滑順，品嚐起來沒有太強烈的苦或酸，整體呈現出清爽且如絲質滑順的風味；層次分明的甜味是它的特色，是其他產區的咖啡所無法取代。它的天然有機象徵著對環境的疼惜，淺烘焙，富含甘蔗的香甜味，口感平順而溫和。

這款咖啡能夠品嚐出一種整體的溫和感，象徵與他人、與環境的互相疼惜及協調所產生的共振，是一種利己利人的平和氣息。

香氣記憶的分享

May在一家公關公司當中階主管，我們因為一起辦活動而認識，她對於我常在演講時進行的香氣抓周非常好奇，而且透過香氣抓周還可以找到適合自己的咖啡，讓她非常想要透過這樣的方式，再更了解自己。

有一次她到我的工作室，我們聊了很久，一方面討論活動，一方面讓她體驗從香氣抓周到品咖啡的完整過程。

當天她抽到了茉莉精油，她正在得意這是她最喜歡的香氣，然後我幫她手沖了一杯多明尼加有機豆，她接過咖啡，聞一聞香氣後，品嚐了一口。

我問她：「妳在工作上會覺得自己像是蠟燭兩頭燒嗎？」

她說：「會啊！我常覺得下面的人做什麼都無法達到我的要求，同樣一件事情講了再講，還是聽不懂，最後我只好擔下來自己做。然後就開始惡性循環，他們還是不會做，而我常常要做很多人的工作，都不知道什麼時候才有把工作完成的一天。有時候我真的做到整個肚子都是火，乾脆他們的薪水都給我領就好了！」

我說：「原來妳是一個很目標導向的人，只要結果不要過程。但是這樣妳會不會太辛苦了？妳先說說看剛剛品那一口咖啡的感覺是什麼？」

她說：「我覺得好苦喔，怎麼會這樣？」

我說：「這款豆子其實很甜，妳覺得的苦是妳內心的投射。這款豆子的風味應該是溫和的，如果妳覺得苦，表示妳跟環境是互相抗拒的。」

她說：「真的！的確是，我很想改變現在的狀態。我告訴妳，不只是在工作，在家裡也是，我們和公婆住，但小叔夫妻倆住外面，每次小嬸只要回來什麼事都可以不用做，只要一張嘴很甜，講好聽話，我公婆就疼她疼得要命。他們回來每次都是我煮飯，吃完拍拍屁股就走人，連碗我婆婆都叫他們不用洗；而我只要做錯一點什麼，就被罵得臭頭。有時候想想真的很嘔，那我乾脆也搬出去算了，真是太不公平了。我都不知道為什麼我這麼盡心盡力卻沒有人當一回事？」

我說：「妳覺得妳做得心甘情願嗎？」

她說：「當然不甘願啊！要不是我覺得那是我的責任，我才不想要做這些事。」

我說：「那就對啦！因為妳內心是不甘願的，所以妳只是在做表面，然而氣息是會流通的，對方接受的時候也就會是不甘不願地接受。我們常以為對方要歡喜接受自己的付出，但是都忘記能量是彼此交流的，如果我們付出的是不甘願，對方收到的也是不甘願，相對的，回饋到妳身上的感受也只有不甘願。」

她說：「我好像有聽懂又好像沒有很懂，所以妳的意思是說我如果要做，就要心甘情願地做，不要不甘不願嗎？」

我說：「當然啊！妳只是為了自己安心，為了要了卻自己的責任，但並不是從要利人的角度出發；當妳只有想到自己的時候，相對的，別人得不到妳的關心，也就不會關心妳。要記得，氣息是交流的，妳付出什麼，回來的就是那個什麼。」

「我好像懂了。」她再品了第二口咖啡後，說：「這次的咖啡好像沒有這麼苦了，慢慢有回甘的感覺。」

我說：「這表示妳已經慢慢在轉念了，做的不甘不願真的寧願不要做，要做就要『甘願做，歡喜受』，這樣才能皆大歡喜。而且能力太強的人往往不甘示弱，硬撐地攬下來所有的事情，無法放心交給別人。我覺得妳是屬於能力好的人。」

她說：「應該是，我真的沒想到因為自己太能幹而過得這麼累，不過聽妳這樣講，我想應該是。」

我說：「之前我曾經聽過一位牧師說一段話，他說天賦潛能是神給每個人的恩賜，而恩賜的意思是你可以不用付出太多努力就能擁有，每個人身上一定都有恩賜，只是妳有沒有去看到自己擁有了什麼。但是有時候，我們會忘記感恩，忘記我們擁有的是恩賜，甚至還指責別人的無能。我後來想想，確實是真的，天賦這種禮物不是每個人都一樣，也不是每個人都有機會獲得的。」

她說：「好，我會好好調整自己。我漸漸明白自己的問題在哪裡，我想我需要這款咖啡，讓我每天有時間品一杯，好好沉澱自己。」

三個禮拜過後，我們在活動上碰面，她說：「上次我回去後，一邊品咖啡一邊想著我要怎麼做，果真讓我很有靈感！在工作上，我開始學會看到每個人的優點，讓每個人發揮自己的專長，運用他們的天賦；我把工作重新分配後，現在大家都做得很好，我也不需要再這麼累，又覺得大家都很笨。另外，當我小叔夫妻倆回來家裡，我提出外食的建議的時候，結果我婆婆居然跟我說，她以為是我自己很愛煮，想要表現一下！」

我說：「所以一切都是誤會囉！」

她說：「對啊，就像妳說的，我是為了自己的心安，不想讓別人有機會挑剔我，但不是真的發自於內心的真誠，做起來真的還滿辛苦的，但是後來發現，其實也沒有人說我一定要怎樣，都是我自己看事情角度的問題。」

我說：「人都是需要溝通的，有時候有溝不見得有通，所以要適時的說出自己的想法，因為妳不說別人並不會知道。」

她說：「的確是，而且很奇妙的是，當我開始這麼想的時候，有一次我很誠心地想要煮飯給大家吃，結果大家都吃得很開心，還說我可以去開餐廳了！得到這樣的回饋我滿開心的。」

我說：「當我們不跟別人計較時，很多事情都會從低頻率轉化為高頻率。有時候表面的吃虧不見得是真的吃虧，只有當我們遇到得寸進尺的人時，自己要有智慧判斷不要被剝削，但是其實這種人畢竟不多，我相信大多數的人都是好人居多，所以就別互相計較，但是互相照顧就好了。」

她說：「這我相信，以前下面的人都不敢找我一起吃午飯，現在大家都願意約我，我覺得我的人際關係真的變好很多，太愛計較真的不會有好人緣。」

從May的自我覺察過程中，讓我看到很多事情其實都是一個學習的機會，當我們從每個機會裡找到值得感恩的點，就會做得很開心。人與人之間的同理心，不就也來自願意為彼此著想，讓彼此都在很舒服的氛圍裡相處，才會輕鬆自在。

每日小練習

方法一 以果凍蠟做一個茉莉香氣的蠟燭，讓燭光的熱能將香氣送給整個空間，讓愛傳播出去。

方法二 品一杯多明尼加有機莊園精品豆，列出來自己心甘情願做的事有哪些？而這些事又為自己及別人帶來什麼樣的快樂，你便可看到自己的價值。

茉莉芳香果凍蠟燭

工具／

- 燒杯1個
- 電子天秤1個
- 加熱爐火（電磁爐或瓦斯爐）1個
- 隔水加熱用的鍋子1個
- 攪拌棒1支
- 50g牛奶瓶狀玻璃瓶1個
- 燭心 1 個

配方／

- 果凍蠟30g
- 茉莉精油10滴
- 甜橙精油20滴

製作步驟／

1. 將果凍蠟放置燒杯中隔水加熱，以攪拌棒攪拌至融化為液體。
2. 融化後將精油加入。
3. 攪拌均勻後，先將燭心放在空瓶內。
4. 將攪拌均勻的果凍蠟裝入空瓶中，靜置至凝固即可。

Lesson 19

釋放內在的恐懼，才能讓最親愛的人不因你而受傷

相信我們周遭一定有很多這樣的人：明明擔心、關心你，卻總是用負面的說法，讓人聽了不但不覺得是關心，反而令人生氣而想要逃之夭夭。在親人或是親子間常有這樣的情況發生，明明很關心對方，卻總是用威脅或是反向的方法來激怒對方。

如果我們從小就經歷大人常以負向的情緒處理與自己期望不符的事情，那麼長大後，同樣的解決模式就會出現在自己的生活裡。例如：很多父母希望小孩能有好的成績表現，卻往往對外人說我的小孩笨死了，什麼都不會；或是我也常聽到很多老婆抱怨老公的愚笨。

其實這都是由自己內在的恐懼所引發的情緒，因為無法掌控不在自己認定範圍內的事物，或者是對未知產生煩惱；而我們應該要認清自己內心的恐懼，停止讓自己最親密的人受傷。

你需要的氣息

茶樹的香氣療癒你內在的恐懼

茶樹精油是著名的抗菌劑，它可以啟動人的免疫系統，抵抗頑強的細菌與病毒，茶樹生性強健容易栽種，只要有充足的陽光及水分，就可以生長，而它本身有良好的抗菌性，所以也沒有病蟲害的問題。

茶樹精油帶著清新喜悅的香水調性，具有強烈的藥香。而茶樹並不如想像的高大，但卻能啟動防禦機制抵禦外界的干擾；茶樹堅強的生命力，象徵著遇到生命中的各種事件，只要能夠懂得自我保護與自我療癒，即使在逆境之中都能夠轉化。當我們轉化自己內心的恐懼時，就能夠以友愛的方式表達自己內在真實的感受。

你需要的氣息

打破咖啡香氣迷思的肯亞AA精品豆，帶來新的思維

肯亞AA是肯亞精品咖啡豆的最高等級，最被人津津樂道的是它具有獨特而明顯的水果酸味，許多怕喝酸咖啡的人喝過肯亞AA後都會驚奇的表示這款豆子的風味不太像

咖啡，反而比較像水果茶，而打破了他們原本對酸咖啡的迷思。

冰滴飲用會發現，它具有渾厚的油脂感及紅酒的香氣與風情，入喉後有絕佳的韻味。具有迷人的水果酸，是因為肯亞咖啡大多來自小咖啡農，各種栽種的環境差異大，而每年又遭逢不同的氣候、雨量，就會帶來各種鮮明又獨特的風味。

肯亞AA所傳達出的氣息是要改變原本固有的迷思，讓自己在不同的情境下做出最好的轉化。

香氣記憶的分享

當我們面對最愛的人或是最親的人時，往往無法說出好話，但面對外人卻可以很好。越親近的人其實越反映出我們內在對自己的態度，所以想要了解自己是如何對待自己的，就看你如何對待家人，大概八、九不離十了。

若嵐是大醫院的護理師，護理工作已經十幾年，對病人無微不至，大家都覺得她有著超高的EQ，總是把病人服侍得服服貼貼，對同事也是謙和有禮；但是面對家人，她就變得非常沒有耐心，五歲大的女兒常常被很嚴格地要求，只要女兒不符合她的期待，馬上罰站或罰跪伺候，或是回娘家看到媽媽做了一些不順眼的事，就忍不住碎嘴起來。

第一次認識她是在醫院裡的講座，她在香氣抓周抽到了茶樹精油讓我印象深刻，我當時問她：「妳是不是很容易對親近的人不耐煩，內心很常有抱怨？」

她訝異的說：「會！我就是對家人特別沒耐心，我也不知道怎麼會這樣。」

我說：「找一天來找我吧！我們可以好好聊聊。」

後來她和同事一起到店裡找我，她給人感覺非常溫和幽默，我順著上次聊了一半的話題，看了看若嵐一眼，請她放鬆，我為她挑了肯亞AA的莊園精品豆，然後手沖一杯給她。

她接過咖啡聞了一下說：「這咖啡怎麼會有紅酒的味道？像是葡萄酒的酸。」

我說：「這就是這款豆子的特色，妳聞到這個香氣，有什麼感覺？」

她說：「感覺喔，如果真的要講，我覺得氣味很厚，好像有什麼東西被包在裡面。表面是奔放的酸，可是底子裡是很深層無法說的厚重感。」

我說：「不錯喔！可以品出這種細緻的感覺，那妳覺得這像不像妳的個性？」

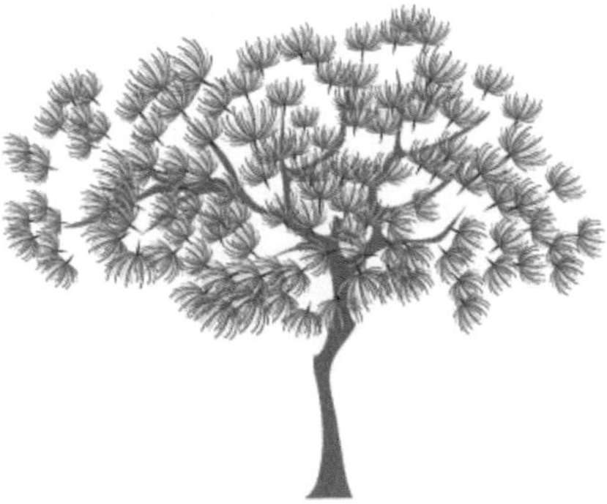

她說：「老師妳之前就說過了啊！我真的是在外面跟在家裡面完全不同的兩個人。那天我回娘家，我媽媽很高興地下廚煮飯，結果不小心手被刀切傷了，我就狠狠把她罵了一頓，我覺得出去吃就好了，為什麼要煮？然後讓自己受傷，受傷了又要說都是因為我回家，為了要給我做好吃的。我真的很無法理解那種邏輯，後來我媽媽就很生氣跟我說：『我切到手已經很可憐了，妳還這樣罵我。』我看著她的表情愧疚，但是又無可奈何。」

她接著又說：「其實那時我的心情是滿難過的，但是當下我就是沒辦法安慰她，覺得她自己很愛找麻煩。」

我說：「其實這種心情我可以體會，我自己也是一直在學習，因為我婆婆是那種很愛做又愛唸的個性，請她不要做，她還是一直做，而且會邊做邊唸。但是我後來想想，覺得那是因為老人家也需要成就感，我們有時候獲得的太理所當然，卻忘記給她們一點鼓勵，這時候她們的碎唸聽一聽就好了，其實她們跟孩子一樣，是透過這樣的方式來討愛、討讚美，而我們只要給她們一點讚美，她們就會很快樂。」

她說：「其實我也知道啊！所以我想我應該要改用另一種方式跟她溝通，否則我女兒以後如果跟我一樣，我可能會難過死了。」

我接著和她分享：「我有一個朋友就是這樣，她老公是非常一板一眼的人，每次只要她煮飯割到手，她老公馬上會罵她笨手笨腳又愛煮，但是其實她知道老公是關心她，只是不知道怎麼表達。後來她只要又不小心切到手，她就會自己偷偷去包紮，害怕被老公看到。明明好心煮飯給大家吃還搞得自己很委屈。」

她說：「其實我媽也是這樣，那我跟妳朋友的老公個性應該是一樣的吧！」

我說：「對待和自己越親近的人的方式，通常也是妳對待自己的方式；如果做錯事，妳會安慰自己，還是會自責？妳很難原諒自己嗎？」

她說：「我會一直罵自己怎麼會這樣，然後會一直很後悔。」

我說：「那就對啦，妳對自己其實沒有很好，相對的，妳就會投射出來在妳媽媽還有女兒身上，會有超高標的要求，但是對外人，因為害怕得罪人，所以不會把自己最真實的情緒表達出來。」

她說：「那我真的要好好看看，為什麼我這麼害怕自己做錯事，為什麼要生氣自己，無法原諒自己。」

我說：「其實很多內心的恐懼是我們平時無法察覺的，但是當妳慢慢知道妳自己恐懼的是什麼，妳就會慢慢調整自己，讓自己的內在與外在整合一致，才會真的過得很輕鬆自在。」

她認同道：「真的是這樣耶。我會好好學會怎樣愛自己，停止對自己這麼苛求，我想我也需要改變我對媽媽和女兒的態度，其實我對我先生也是這樣，難怪他很多時候都拒絕跟我溝通，一直說好，妳說了算。」說完，她繼續慢慢地把咖啡品嚐完，然後露出放鬆的表情。

她說：「這款咖啡真的把我的心裡話都說出來了，我想我每天都需要來一杯好好提醒自己，讓好的氣息流動在我每天的生活裡。」

後來她又陸陸續續地來找過我好幾次，每次看見她越來越快樂的表情，我真的很為她開心。她告訴我最大的改變是她已經開始學會什麼是安慰別人，安慰自己，因此她發現自己變得更柔軟，更懂得愛自己。

每日小練習

方法一

洗衣服的時候可以加入茶樹精油5至8滴，不但有殺黴菌的效果，而且在晾衣服的時候心情也會變好。做家事，其實是件快樂的事。

方法二

很多時候我們對越親近的人越無法表達真實的感受，其實好好地說句話是很重要的，為自己心愛的家人沖泡一杯咖啡，一起坐下來好好聊聊吧，這時候來一杯肯亞AA，讓肯亞AA的香氣引導你好好的把話說出來，好好的感恩家人。

Lesson 20

透過旅行，把自己找回來

每天過著忙碌的生活，有多久沒有去旅行了？給自己一個空檔，安排自己去一個未曾冒險過的地方，或是運用一個下午茶的時光，好好整理自己的生活，從生活裡放鬆，想想每個決定的初衷。

有時候我們總是會預設很多問題，漸漸地削弱了我們的熱情與衝力，這時候輕旅行一下，換個心情就會看到許多的可能。

你需要的氣息

溫暖氣息的羅馬洋甘菊，給你有如太陽般的熱情

根據古埃及的記載，洋甘菊是拿來獻給太陽神的重要植物，象徵著恢復自我整體性的力量。洋甘菊的樣子像極了太陽及光芒，給人溫暖的感覺，而它的香味溫潤不刺鼻，帶給人愉悅感，甜甜的草本

植物香氣與蘋果香，形成獨特且自然又舒適的香氣韻味，非人工所能調製，其清新的氣息，帶著強烈的草本調。

洋甘菊很常被拿來製成花草茶，它對於胃部的脹氣及舒緩各種壓力有很好的效果，且洋甘菊對應到脈輪上的太陽神經叢及胃的能量，因此可以調整對於自我渴望所造成的壓力，幫助釋放固有的期待，找回赤子之心，過著無憂無慮的生活。

你需要的氣息

特殊火山風味的瓜地馬拉安提瓜花神，讓你有如火一般的熱情

瓜地馬拉安提瓜花神，有著花香與飽滿的水果甜香，啜飲入口，會綻放出水果茶的清香甜味，是安提瓜產區咖啡中的極品。

安提瓜境內有三大火山，除了為咖啡區帶來肥沃的火土外，還有火山浮石（火山岩漿噴出後的冷卻物，會幫助土壤保濕）能彌補雨量不足，同時讓咖啡更具獨特的風味。

每當我品味到這款咖啡時，總能感受到一種熱情與赤子之心的無所畏懼，奔放而自在，彷彿享受了一場輕旅行，帶著輕鬆愉快的熱情，體驗生命各種不同階段。

香氣記憶的分享

一個入秋的早上，涼涼的天氣，一台U-Bike大喇喇地停在店門口，我探頭看了一下，一位綁著馬尾很可愛的年輕女生，對我微笑了一下。她是Kitty，我們兩年前在品酒會上認識後，偶爾會在臉書互相問候，我趕緊拉她進來店裡，招呼她坐下。

我說：「真的好久不見，妳最近好嗎？」

她說：「工作有點累，但是我還記得妳上次分析我為什麼喜歡羅馬洋甘菊，我覺得真的很符合我的個性——天真浪漫，對什麼事都很好奇。」

我說：「我先幫妳挑一款適合妳的咖啡豆，也是符合妳個性的。」

於是我手沖了一杯瓜地馬拉安提瓜花神，而她接過咖啡，在咖啡杯緣聞了好久，然後說：「妳這個花神好特別，跟我之前喝的味道非常不一樣。有著很濃厚的花香味，感覺很像在花園裡散步。」

我說：「對啊，我自己品的時候也覺得很像在有花的海邊散步，超像經歷一場輕旅行。妳最近有出去玩嗎？」

她說：「沒時間啊！我最近一直在想一些事，不過剛剛很妙，我腳踏車騎著騎著不知道為什麼就騎到這，沒想到妳的店就在這裡。妳這邊讓我覺得很放鬆。」

我說：「謝謝妳喜歡這裡，快點品嚐看看我們的咖啡。」

她品了第一口後說：「好明顯的回甘，而且入口跟吞下去後的口感完全不一樣。」我說：「妳味覺很敏銳唷！」

她說：「我是開餐廳的，所以我對味道滿敏感的。」

我說：「我記得之前妳說正要開餐廳，妳現在餐廳已經開多久了？」

她說：「一年多了，但是現在我遇到很大的瓶頸。我太天真浪漫，把一切都想得很美好，結果做下去後才發現跟我想的完全不一樣。不是只有對吃有興趣就好，還要管理、行銷，而且現在員工又不好找，不然就是做個沒兩天不高興就不來了，我真的不知道怎麼繼續撐下去，所以才想騎車晃晃，不然我真的覺得我快要爆炸了。」

我請她先靜下來繼續品嚐咖啡，接著才對她說：「我能理解，創業的過程本來就沒有想像中容易，但是有時候我們就是因為熱情，才能一直保有初心，像我本來以精油達人也混出了名堂，後來又發現咖啡才是真正能開啟人類記憶的鑰匙，因為咖啡是最容易被辨識的味道，所以秉著一種能夠預防失智的心念，就咬緊牙關做下去。」

她說：「這過程真的需要勇氣還有毅力，堅持下去才能看到最後的結果。」

我說：「對啊：初期做推廣的時候，什麼異樣的眼光都有，那時候連家人都不太支持我，還好外婆支持我，她透過每天品味一杯咖啡，居然意外的降了血壓，所以家人才開始相信我說的話。」

她繼續分享她的狀況：「我在資金上也遇到瓶頸，因為沒經驗所以成本也沒抓好，以至於我還需要到處找銀行週轉，但是想想如果我就這樣把店關了，我又不甘心，可是現在拖著我又覺得好累。」

我鼓勵她：「請拿出妳天真熱情的本性，我相信這只是老天爺教我們解決問題的方式，每次只要遇到困難，我都覺得應該是時候要晉級了。就好像打電動一樣，要破新的一關前都特別難，但是過去了就發現那種成就感很爽快的！當初我為了讓自己過這些難關，我拚了命地看很多勵志的書籍，並且告訴自己千萬不能放棄，我只能繼續往下走。只要問題能解決，就表示那只是考驗而已。」

她眼睛含著淚水，以感動的眼神看著我說：「這一定是神的安排，今天讓我們再度相遇，我覺得我被妳鼓勵了，而這杯咖啡也鼓勵了我，讓我找回初衷，我慢慢想起來我兩年前雀躍地跟妳說著我的夢想，而現在我也要抱著這樣的心繼續往下走。」

我說：「當然，但也不是要執著，真的不行，該放下時還是要放下，只不過如果還沒堅持到最後就不要輕言放棄，畢竟有夢能圓，是許多人都很羨慕的。」

她說：「今天這場輕旅行，真的讓我釋放了壓力，我想我可以繼續努力下去！」

我開心的對她說：「只有妳快樂，妳的店裡才會有快樂的氣息，當氣息頻率對了，很多事情才會導向正確的方向，做起事情也會比較容易。」

那天我們打了勾勾，答應彼此要更努力去完成自己的夢想，而這款咖啡也成了她的最愛。

轉眼間過年了，她帶著我最愛的馬卡龍來找我，一同品著咖啡及馬卡龍。她告訴我，那天過後她開始振作，沒想到銀行貸款順利撥下來，而透過朋友介紹，員工也慢慢穩定了。現在，她已經把心目中的餐廳漸漸打造起來，她好開心自己當初有這樣的堅持，而我們那時的打勾勾，雖然很赤子之心，但是我們是認真的。

每日小練習

方法一 以羅馬洋甘菊精油泡澡，讓羅馬洋甘菊有如青蘋果般的香氣，在泡澡的同時將煩惱帶走，享受當下無憂無慮的氣息。

方法二 當心情需要輕旅行的時候，來一杯瓜地馬拉安提瓜花神，讓花神的香氣，與充滿花香的愜意，讓你的心情有如花朵般的綻放，當下你會發現任何地方都可以是旅行的好景點。

Lesson 21

懂得自我表達，才能做真正的自己

在過去的教育裡，往往教導我們做人不能自私，要把自己的需求放在別人的需求後面，要懂得捨己為人，但是在如此成就別人的背後，其實是有但書的。

當你無法滿足自己的時候，你又如何能夠給別人？有時候這樣的想法太鄉愿了，很多人不敢拒絕別人，因為怕會被冠上一個自私或是「只為自己著想」的罪名，但是實際上每個人本來就該為自己負責，今天有能力幫助別人是好事，沒能力幫助又硬要幫的時候，兩個人就會一起被拉下去。

在這幾年的諮詢裡，我看到太多人因為不敢拒絕別人而深深苦惱，其實勇敢表達自己並沒有錯，懂得拒絕與自私其實是兩件不同的事，而且當你有足夠的力量能幫助別人，也不容易產生怨氣或要求回報的心。

太多的例子，是當你沒有又硬要給，而對方

無法回應你的恩惠時，就會產生苦惱與抱怨；所以我們要學習真正去看清楚誰是真好人，誰是濫好人。

你需要的氣息

清新的薄荷讓你勇敢為自己發聲

在一個空間裡，薄荷涼中略帶嗆的香氣，總能很快被發現；許多人會拿薄荷來舒緩各種的疼痛。在古埃及，薄荷作為一種儀式香料被使用，因為它能刺激心智，提升專注力，而高亢的氣味則象徵著能在高處看事物，為自己發聲。

在我的諮詢的經驗中，通常選到薄荷的人，總是很難表達自己真正的需求，也很難拒絕別人的請求，但是做完後心裡又不是很甘願。而薄荷涼涼的香氣特質有助於引導喉部發聲，讓你可以勇於表達自己真實的感受，同時薄荷香氣的傳播速度非常迅速；而除了涼涼的香氣之外，薄荷精油還有淡淡的巧克力甜味，讓人覺得它是種會說故事的精油，給人耳目清新的感覺。

瓜地馬拉茵赫特咖啡豆，教你如何說故事

瓜地馬拉茵赫特咖啡豆，因為產區的莊園保有大片原始雨林，而有得天獨厚的生長環境，且經過咖啡農仔細地研究不同的氣候、土壤、咖啡豆種，並善用科技，因此生產出的咖啡香氣變化大，有著如同故事劇情高潮迭起般的層次感，品味的溫度不論高溫或低溫都有瀰漫一股哈蜜瓜的香氣。

而這款咖啡豆最特別的是，除了淡淡的哈密瓜香味之外，它其餘的氣味會隨溫度而改變。千變萬化的香氣；品嚐的時候，彷彿從高處看世界，嗅吸著杯中的咖啡就像是品味著一個世界一樣，變化多端而精彩絕倫。

當你懂得像說故事一樣把自己表達出來，就能讓別人更了解你，你也更能與別人相處。

香氣記憶的分享

我在大學任教那幾年，有位女孩被全班同學叫作「薄荷女孩」，而這綽號來自於我的芳療課。第一堂課的香氣抓周讓我印象深刻，當時全班只有她一人抽到薄荷。

於是我當場問大家：「是不是大家有事都叫妳做？」全班聽到哄堂大笑，雖然當時我也不知道笑點在哪裡。

我看她脹紅了臉說：「還好啦，我就順手幫忙而已。」

我說：「如果妳自願幫忙當然很好，但是要記得先照顧自己，才有能力照顧別人；先愛自己才有能力愛別人。」

當下這女孩看著我笑了笑，沒說太多，後來上課時，我聽到大家都叫她薄荷女孩。學期結束後我就再也沒有遇到她，直到有一天，我走在路上，突然聽到一個很熟悉的聲音喊著老師、老師。

我回頭一看，覺得這女孩很眼熟，然後她說：「我是薄荷女孩，記得嗎？」

我瞬間恢復記憶說：「我想起來了！好久不見，妳最近好嗎？」

她說：「很好啊，我們去年畢業了，現在大家都在工作了。」就這樣，我們聊了起來，也約了時間在店裡碰面。

後來她到店裡，一坐下來就開始說這些日子裡發生的事，還有班上的同學後來的行蹤，我跟她介紹了咖啡，她希望我能找一個適合她的咖啡豆，我想了一會兒，然後建議她品嚐瓜地馬拉茵赫特豆。

她好奇的問我：「為什麼老師會建議我品嚐這款豆子？」

我說：「因為妳很容易看見別人的故事。」

薄荷女孩說：「老師，這怎麼說？」

我說：「在跟妳對話的時候，我發現妳很容易去體諒別人的感受，也很容易就同情別人的遭遇，就跟這款豆子一樣，會說很多的故事。」薄荷女孩：「老師，真的耶！但是我朋友都說我是濫好人，什麼忙都幫。但是有一次我真的很難過，我幫同事的忙，結果後來變成理所當然，搞到最後我自己的事沒做完，她還提早下班；後來如果不幫她變成是我的錯。我真不知道該怎麼辦才好。」

我說：「很多人不懂得拒絕的藝術，總是把別人的需求放在自己的需求前面，想著要先滿足別人再來滿足自己，但很多時候是需要用智慧去判斷什麼忙該幫，而什麼忙不該幫，否則濫好人的下場就是弄得自己很累，然後別人也無法學習為自己承擔。我以前也有類似的經驗，覺得大家互相幫忙，沒有什麼不可以，不要太小氣，後來久而久之，很多事情就會變成理所當然該我做，然後當自己做得委屈，對方又不看在眼裡，就會互相怨懟。有時候我們內心會在無意中想要討好別人，以為這樣就可以建立起友誼的橋梁，但其實不然，當付出是有所求的時候，如果對方不符合自己的期待，彼此都會受傷。所以要先了解自己的內心，才能夠知道如何與人相處。」

薄荷女孩開始品嚐第一口的咖啡，她說：「老師這個味道好特別，跟我平常喝的拿鐵都不一樣，不加糖不加奶也可以有這樣的香味！」

我說：「對啊！這就是莊園精品咖啡特別的地方，妳可以從品味咖啡的過程覺察自己的內心狀態。」接著薄荷女孩再品嚐第二口，若有所思地看著櫥窗外。

我問她：「感覺如何？」

薄荷女孩說：「有很濃的果香味，讓我想到媽媽。我們家是大家庭，她是一個好人，總是幫大家做飯，然後自己常常忙到三更半夜。晚餐後的水果就是這種味道，讓我想到她。但是前年媽媽突然檢查出肝癌末期，沒多久就走了。現在想來，我還真的很像媽媽，很多事情都會先幫別人想，但是從來沒有幫自己想過，我覺得我應該要學著更愛自己、看重自己，學會把自己的想法表達出來，不要總想要做一個濫好人。」

在二十一世紀，學會表達自己的感受是非常重要的事，做個有思想的人，是有思想而不是自私，可以有自己的想法，但是要在不傷害別人的前提下，表達自己的

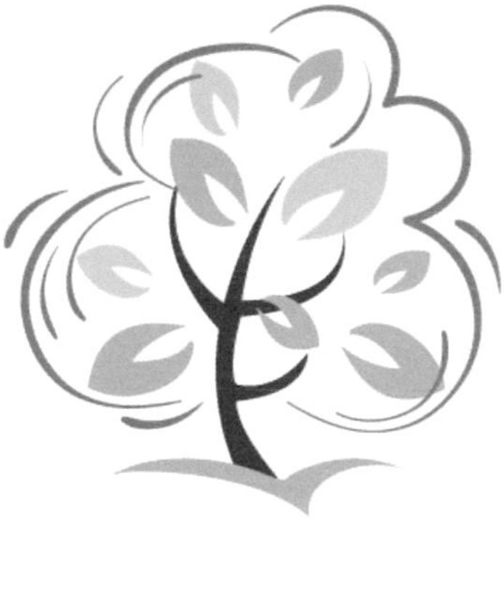

立場與想法。有自己的獨立思考是重要的，人際互動間才不會互相猜忌，或摸不著彼此的想法，試著開口把自己想說的說出來；每個人都是有故事的人。

這一次薄荷女孩透過一杯咖啡，看見自己內心的缺口，學會表達自己是她要完成的功課。

每日小練習

方法一

為自己做一個薄荷精油香氣的護唇膏，當你塗抹在雙唇上的時刻，會聞到薄荷的香氣，此刻就要記得為自己發聲。

方法二

手沖一杯瓜地馬拉茵赫特莊園精品豆，在品味的同時讓自己回憶，從早上到此時此刻，自己一共遇到了多少人，而這些人身上又有什麼樣的故事正在發生？當你開始做這樣的練習，你會開始注意到身邊每個人微妙的變化，也會察覺到自己內心目前所投射出來的狀態。

How to make

薄荷護唇膏

工具／

・燒杯2個
・電子天秤1個
・加熱爐火（電磁爐或瓦斯爐）1個
・隔水加熱用的鍋子1個
・攪拌棒2支
・5g唇膏管1個

配方／

・蜂蠟2g
・荷荷芭油：3ml
・薄荷精油3滴
・葡萄柚精油2滴

製作步驟／

1. 取燒杯將荷荷芭油及薄荷等精油加入，攪拌均勻後備用。
2. 將蜂蠟分置入另一燒杯中隔水加熱，以攪拌棒攪拌至融化為液體。
3. 融化後將已調好精油的基底油加入。
4. 攪拌均勻後均裝入唇膏管中，靜置至凝固即可。

Lesson 22

要完整不要完美

許多人從小就害怕犯錯，因為會被處罰，東方的教育大多是這樣的方式，因此多數人無法學會面對挫折。

其實只要是人都一定有思考上面的盲點，一定會犯錯，而犯錯其實是種學習。

在我們的腦神經迴路裡，很多事情不去做，你就無法覺察自己的迴路哪些需要調整，當你漸漸地能夠接受自己犯錯，了解如何面對挫折與不完美，你就會體會到完整的生命其實也包括「犯錯」這件事。

給自己與給別人多一點的空間與寬容，就會彼此和諧。

你需要的氣息

香氣層次完整的葡萄柚，是一種圓滿的體驗

講到葡萄柚，總會給人一種充滿佛羅里達陽光的感覺，不禁想在陽光下散步，享受愜意的生活。

它的香氣，與其他柑橘類精油的味道全然不同，甜橙的甜味很明顯，檸檬的酸味很明顯，而葡萄柚則會從甜轉酸再轉苦，它的香氣會有明顯的層次變化，象徵著面面俱到的特質。

而葡萄柚精油對淋巴系統有著很好的疏通效用，淋巴系統是專門排泄廢物的系統，因此葡萄柚精油有著很好的淨化功效；對應到情緒層面，它則可以調節例如沮喪等負面情緒或感受，幫助無可救藥的完美主義者將內在無法鬆懈的部分放鬆，拾回彷彿在陽光底下漫步的愜意生活。

平衡感極佳的巴布亞新幾內亞咖啡豆，打破你對完美的迷思

巴布亞新幾內亞位於印尼群島東方，以高地為主的地形並存著各種栽種模式，有大型莊園、農場和小農栽植，孕育出多款不同的咖啡品種。

巴布亞新幾內亞所生產的咖啡風味，迥異於其他亞洲地區，像是以水洗處理的巴布亞新幾內亞咖啡，總是有較明亮、更多的果酸表現，相似於中美洲咖啡的風味。使得巴布亞新幾內亞咖啡豆有著「最明亮的亞洲味」之稱，上揚的酸香氣有著青蘋果香味，口感平衡的豆子，以全方位的完整香氣令人驚豔。酸度與甜度的絕妙平衡，在口腔中可以感受一種完整的旋律，入喉後的滑順更是一種超然的境界。

這款豆子有著完整的香氣，但卻不見得是完美，只要保有自己獨特的特色就能在自己的舞台發光發熱。

香氣記憶的分享

秀秀是一位護理長，從出社會以來一直都有優秀的表現，一路上，她努力讓自己往上爬，不停地進修，就是希望自己能出人頭地。跟她工作的人都知道她有很多新

的想法，而全部的人都要隨時處在備戰狀態，這讓大家的壓力指數都要爆表了。有一次，我到她們病房演講，她在香氣抓周選到了葡萄柚精油，當下我不知道她是護理長，就直覺她是個完美主義者。

於是我問她：「妳會不會對自己要求很高，對別人要求也很高？」聽見我的話，她輕輕地笑了，但是旁邊的人笑得很大聲。以這種狀況，我馬上猜測她應該是主管。

我看了她一眼，說：「妳是護理長嗎？」

她說：「對，我是。而且妳說的是真的，我的確對自己和別人都很嚴格，夥伴們都說壓力很大，但我不是很清楚為什麼我會給他們壓力這麼大。」

然後我說：「下課來找我，我們促膝長談一下。」

下課後，她很期待地問我：「我現在在領導上真的遇到困難，我只希望大家能把事做好，但是他們卻一直達不到我的要求，弄得大家都很累。」

我說：「妳就是能力太好，所以無法以同理心理解不及於妳的夥伴的壓力。這種特質在很多主管身上都有，但是完美主義往往讓大家都無法呼吸。有空來找我品杯咖啡，我們再深入聊一聊吧！」

一個恬靜的午後，我們碰了面，她沒有我在醫院看見她時的緊繃，我請她坐下來，手沖了一杯巴布亞新幾內亞咖啡豆，請她品嚐第一口。

她說：「好特別的香味，是柔柔的酸。」

我說：「這支豆子很特別，是一款全方『味』的豆子，酸甜甘的氣味都非常漂亮，很適合像妳這樣完美主義的人。」我們彼此會心一笑。

她說：「其實我每天都繃得很緊，好怕自己犯錯，所以每件事情我都希望做到讓人沒有可以挑剔的餘地。對我其他夥伴也是一樣，不希望她們犯錯，所以我知道大家的壓力都很大，儘管我也很努力在調整，但是就是很容易輸給自己的恐懼。」說完，她看了看遠方，又品嚐了第二口咖啡。

我問她：「第二口的味道有什麼不一樣嗎？」

她說：「有耶，現在溫溫的喝，有淡淡的巧克力香氣，還有點果酸，感覺還有堅果的味道。」

我接著說：「這支豆子就跟我們的生活一樣，每天都有很多豐富的變化，而我們永遠無法控制下一分鐘會發生什麼事。我以前當護士當到自己生病，也是因為我的完美主義。完美主義讓我無法放鬆，導致我的免疫系統開始跟我抗議。以前我也不認為有完美主義的傾向，很多事都覺得那就是理所當然，但我旁邊的人壓力都很大，因為我每天就像糾察隊一樣，到處挑毛病，深怕一點點的錯就會毀掉什麼一樣。」

她說：「我也是這樣耶，這就是妳說的吸引力法則嗎？所以我們互相吸引囉！」

我笑說：「哈哈！對啊，的確是。我們的特質真的很像，我當時品到這款豆子的時候，我腦海裡出現的盡是我一直不放過自己的畫面。後來有一個朋友告訴我，如果妳這麼完美妳就不用來到地球了！我想想也是，從小我們就在很嚴格的環境下長大，所有人都告訴我們不可以犯錯，不然會被處罰，所以我們沒有犯錯的勇氣；但現在換我在教小孩，我同意他們可以犯錯，許多時候犯錯的經驗，其實是種嘗試法，在幫助我們學習生命的課題。」

我又接著跟她分享：「記得我第一次上電視的時候，下通告後我一直很自責為什麼我在哪段不多說什麼、哪段要少說點什麼，搞得自己不敢看播出，因為我一直覺得自己表現得不如我意。後來播出後，大家都說很不錯啊，但是我卻覺得那都是鼓勵的客套話而已。後來我又接到連續五集的通告，製作單位希望我可以拍一系列，直到那時候我才相信我的表現真的不是太差，然而完美主義的作祟，讓我下通告後心情不好了好幾天，但是現在回想起來，那些擔憂都無濟於事。也曾經有朋友告訴過我，如果是太完美的人，大家會不敢接近。我好奇地問她為什麼，她說：『人都會有很多面向，如果妳只試圖去掩飾不讓大家看到妳的軟弱，那麼別人就無法與妳親近。』這句話聽進去後，我開始學會示弱，才發現在身邊支持我的人真的很多。我想這就是一種彼此互相需要、互相交心的感覺。」

最後我下了個結論：「因此，當我品嚐這款咖啡到尾端的時候，我突然感覺生命需要的完整，就是在於過程裡的體驗，而不是無可救藥的完美；每當有新的感受，前一個就不會完美的，因為人的深度會改變，當下的完美不見得是永恆的完美。」

然後秀秀把一整杯咖啡都品嚐完，她告訴我：「我在這杯咖啡裡學會欣賞每種不同的層次和味道，完整比完美重要！這樣才能鬆開壓力，放過自己也放過別人，否則連我先生都要受不了了！什麼都要要求到極致，生活太辛苦了。」那天她帶了一些咖啡回去，讓自己每天有十分鐘可以偷懶放鬆。

一個月後，她又來找我，告訴我她的生活有了很大的改變，每天透過品咖啡的放鬆真的讓她整個人變得好輕鬆，連人際關係的緊張也都舒緩了。現在她比較能去接受下面的人犯錯，同時也會和她們一起想出好的解決方式，她反而覺得事情有人分擔，做起來也容易多了。

每日小練習

方法一

調製一瓶精油芳香藤竹，讓辦公室或是家裡，充滿著葡萄柚精油的香氣，有著清新而放鬆的氣息，但卻不會讓人放鬆到想要昏昏欲睡。參考配方：葡萄柚精油＋甜橙精油＋檸檬精油，這是一個象徵圓滿的感恩的氣息。

方法二

為自己沖泡一杯巴布亞新幾內亞精品莊園豆，讓這杯充滿感恩氣息的咖啡，激發內在的感恩心，拿出紙筆列出感恩清單，每日記錄讓你覺得感恩的五件事，慢慢會讓自己學會滿足與感恩。

Part 4

香氛的心靈魔法

精油芳香小物教作
&
慢活品咖啡

當我們專注的時候，第六感會被開啟，
我們就可以感知自己內在、增加直覺力；
而當我們的能量提升到第七感，
經腦部整合後，就可以感知他人，產生同理心。

香氣心靈配方

01
自在
甜橙、羅馬洋甘菊、絲柏

02
創造力
迷迭香、檸檬、快樂鼠尾草

03
智慧
檸檬、沒藥、茶樹

04
包容
薰衣草、乳香、薄荷

05
思緒清晰
快樂鼠尾草、絲柏
、大西洋雪松

06
隨和
乳香、沒藥、薰衣草

07
愛與分享
玫瑰、甜橙、乳香

08
合作力
薑、茶樹、檸檬

09
解決問題能力
沉香醇百里香、絲柏、檸檬

10
身心靈自在平衡
大西洋雪松、玫瑰天竺葵
、葡萄柚

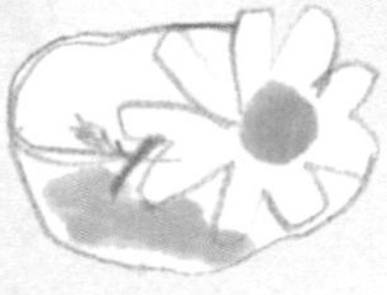

11

改變、逆轉勝

花梨木、甜橙、葡萄柚

12

平衡

玫瑰天竺葵、葡萄柚、沒藥

13

另類思考

澳洲尤加利、薄荷、檸檬

14

果斷

絲柏、甜橙、花梨木

15

調和

沒藥、葡萄柚、薰衣草

16

自信

丁香花苞、檸檬
、大西洋雪松

17

療癒、修復

永久花、薰衣草、甜橙

18

利己利人 無怨無悔

茉莉、檸檬、沒藥

19

整合力

茶樹、葡萄柚
、沉香醇百里香

20

甜蜜與樂觀

羅馬洋甘菊、甜橙、玫瑰

21

號召

薄荷、玫瑰、丁香花色

22

熱情

葡萄柚、薰衣草、丁香花苞

How to make

芳香噴霧

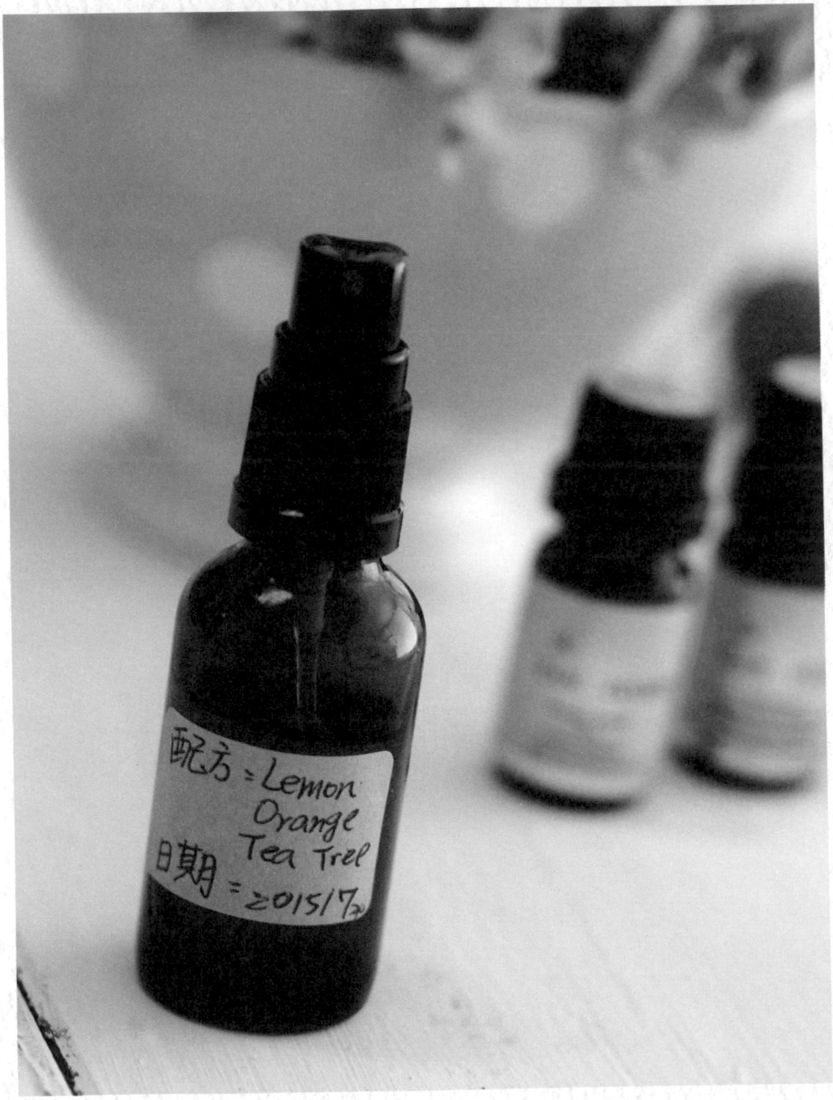

工具

- 30ml避光噴頭瓶1個
- 量杯1個
- 攪拌棒1支
- 標籤紙1張

配方

- 75%酒精30ml
- 精油18滴

示範配方：

讓人放鬆的茶樹、甜橙、檸檬。

Step by Step芳香噴霧

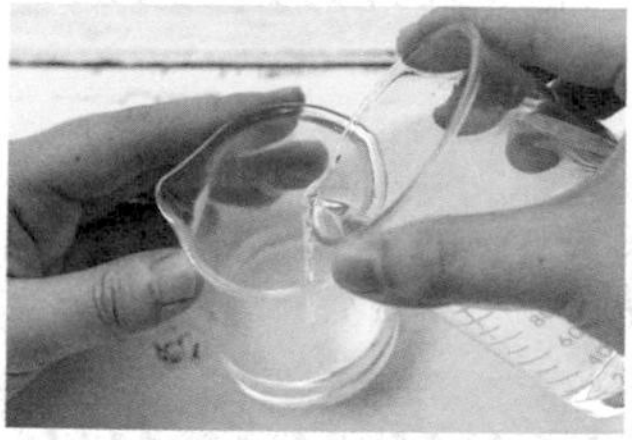

1.以量杯取30ml 75%酒精倒入小燒杯中。

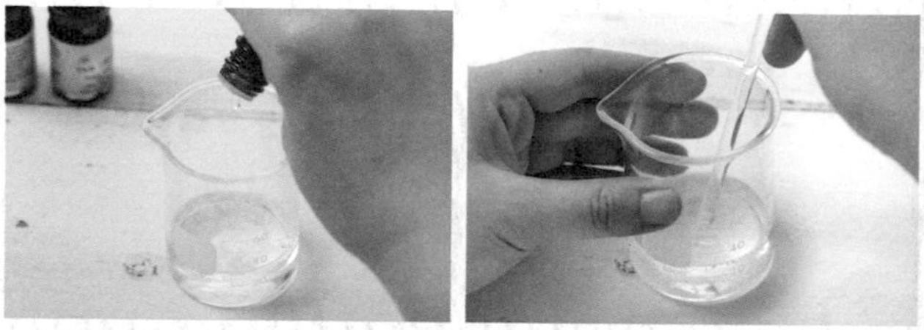

2.再取精油每款滴入6滴，並以攪拌棒攪拌均勻。

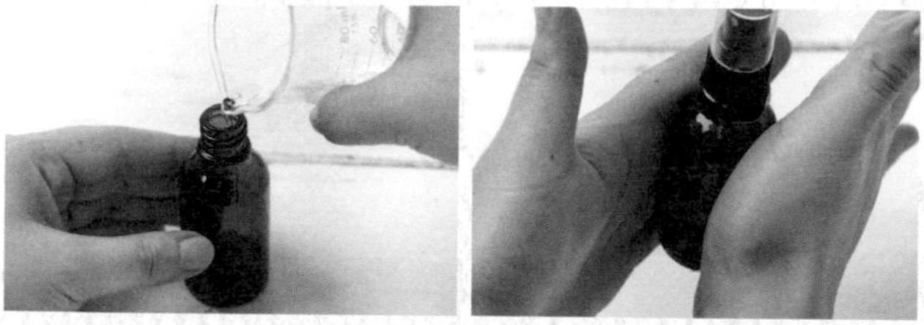

3.將融合好精油的酒精倒入噴瓶中，以雙手搖勻內容物。

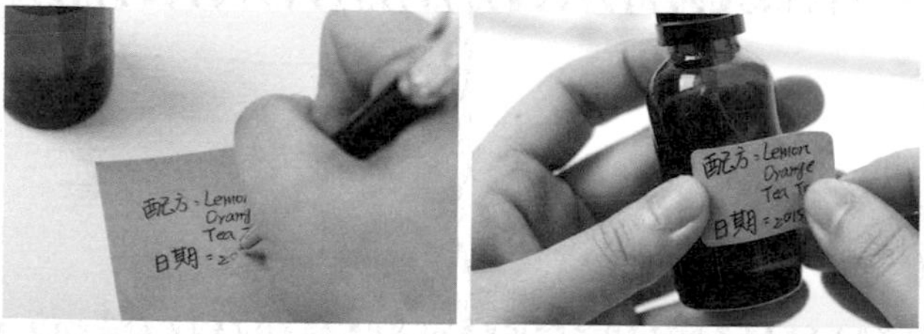

4.最後於標籤紙上標註成分、製作日期，再貼於瓶身即可使用。

保存方法

- 置於陰涼處，並避免陽光直射。
- 保存期限為三個月。

使用方法

- 噴灑於空間中。

How to make

芳香滾珠

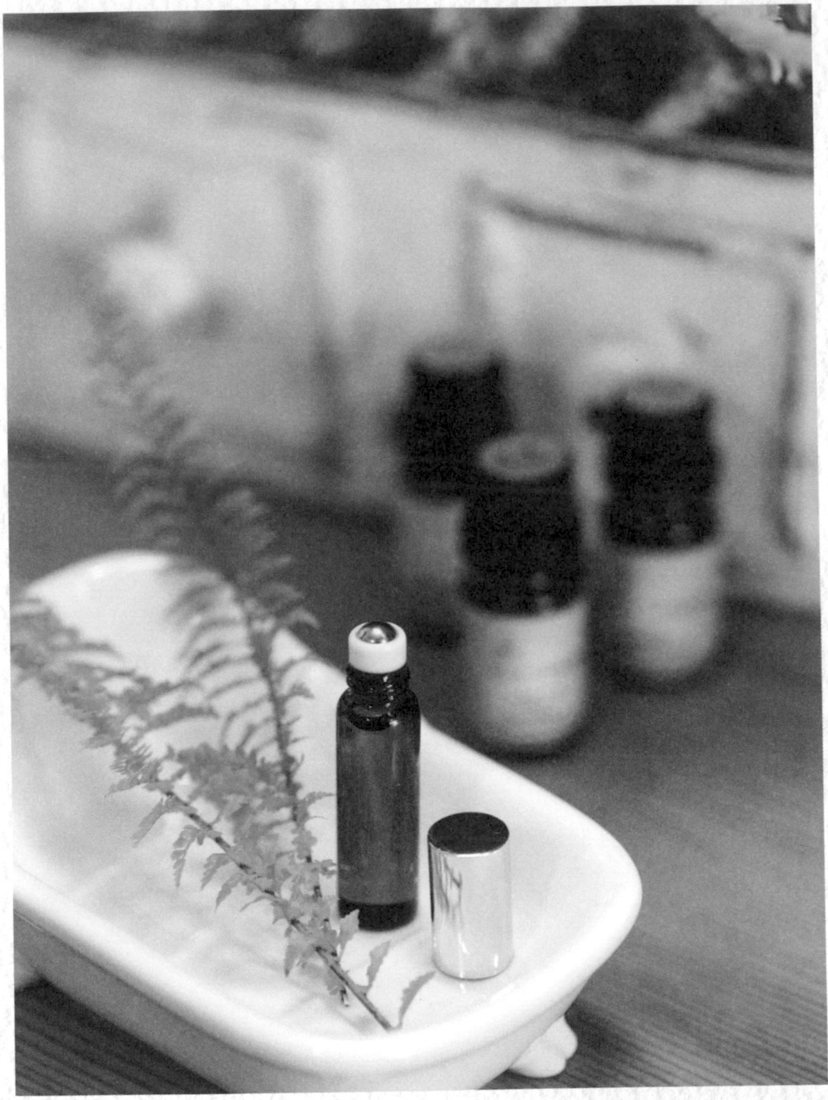

工具

- 5g避光滾珠瓶1個

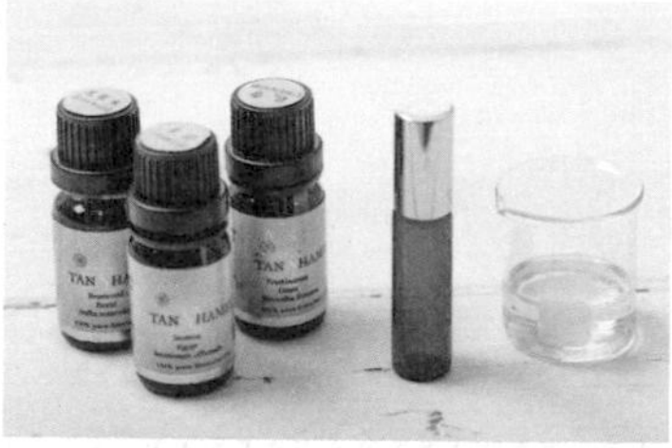

配方

- 基底油 5ml
- 純精油3滴至6滴

示範配方：

使人開心的茉莉、花梨木、乳香。

Step by Step芳香滾珠

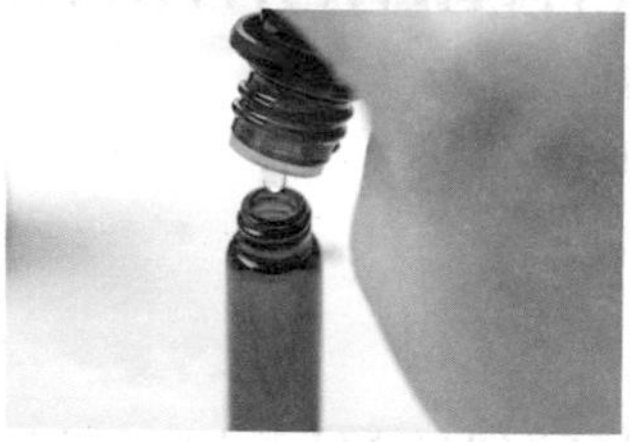

1.將基底油倒入滾珠瓶內，裝九分滿。

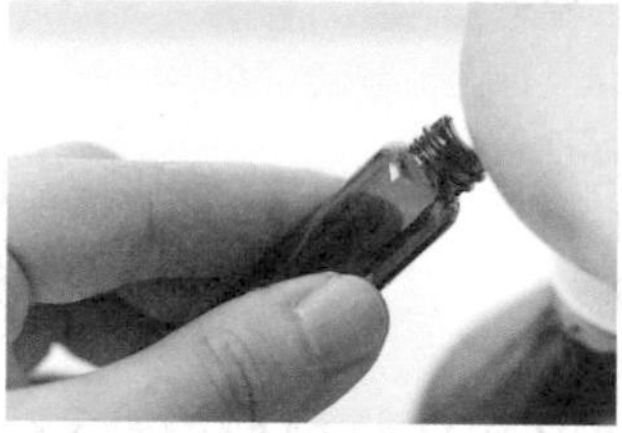

2.再將每款精油滴入滾珠瓶內1滴至2滴。

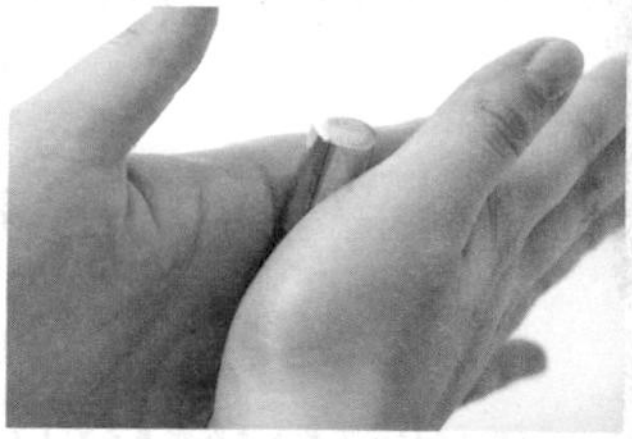

3.兩手搓揉滾珠瓶身，使內容物融合即可。

保存方法

- 置於陰涼處，並避免陽光直射。
- 保存期限為三個月。

使用方法

- 於想塗抹部位塗抹。

How to make

芳香藤竹

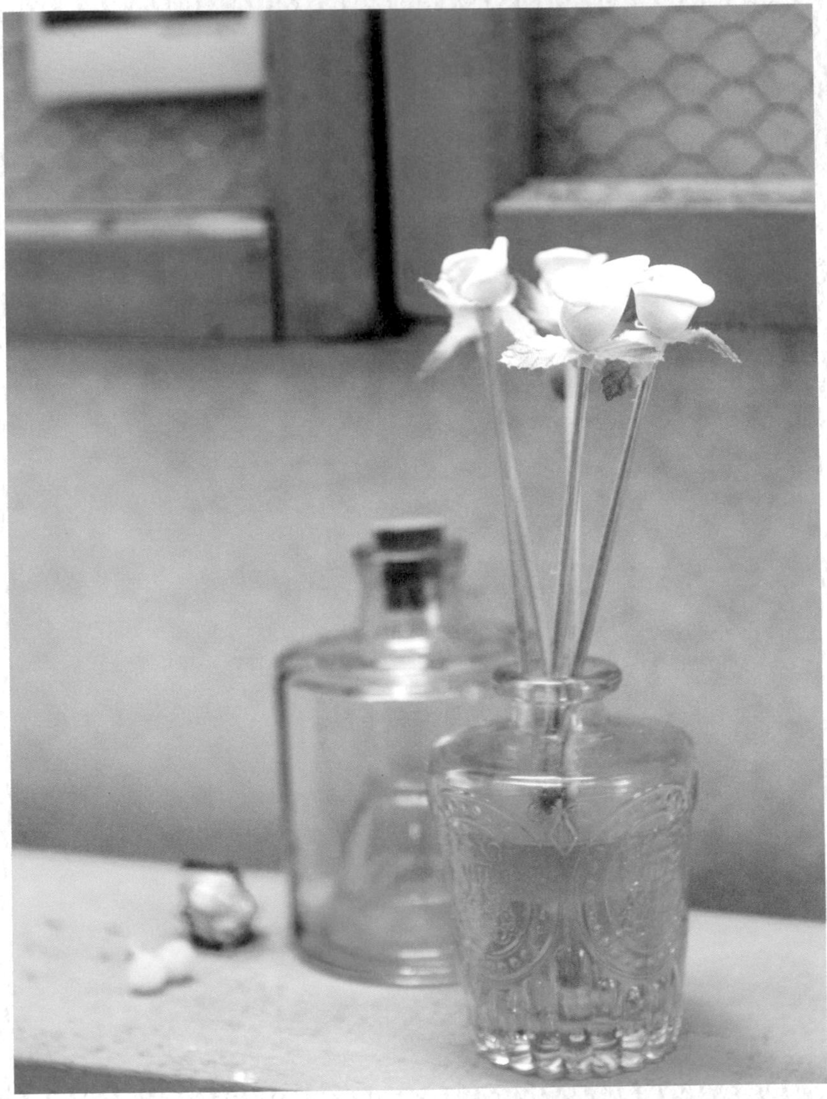

工具

- 100ml玻璃瓶1個
- 乾藤竹一把
- 量杯1個

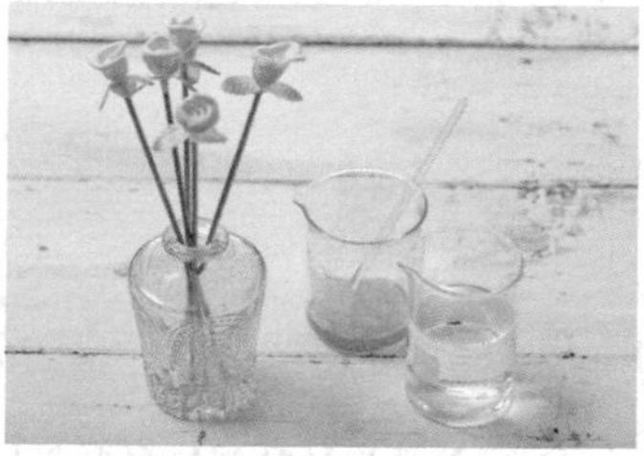

配方

- 75%酒精 80ml
- 純精油 20ml

示範配方：

令人集中精神的山雞椒、薄荷、廣藿香。

Step by Step芳香籐竹

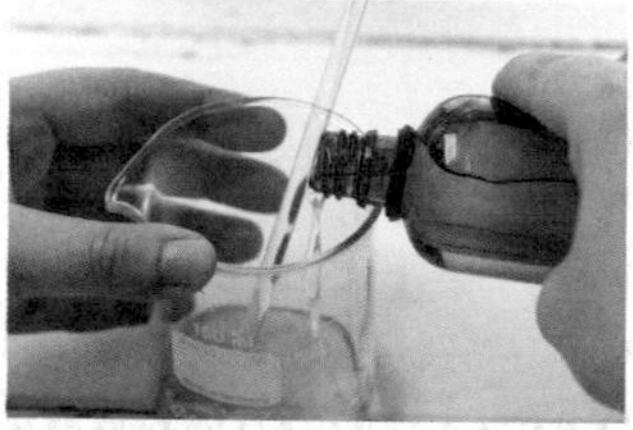

1.以量杯取80ml 75%酒精倒入小燒杯中，再取精油滴入並以攪拌棒攪拌均勻。

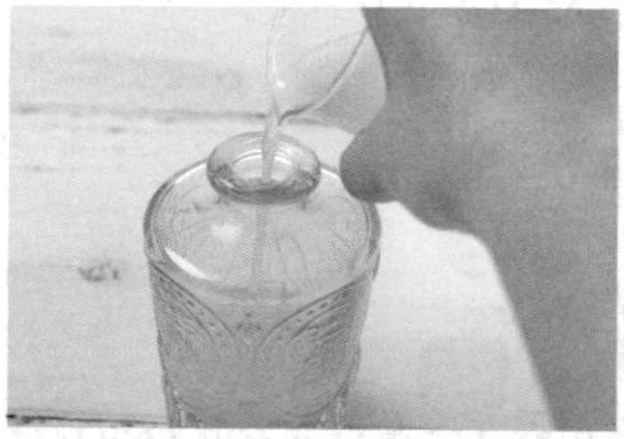

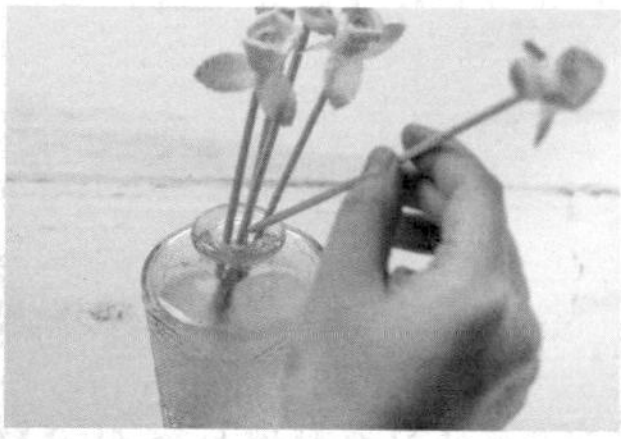

2.將融合好精油的酒精倒入玻璃瓶中，放入藤竹即可使用。

保存方法

- 置於陰涼處，並避免陽光直射。

使用方法

- 靜置，自行揮發。

How to make

品味莊園精品冰滴咖啡美好的慢活流程

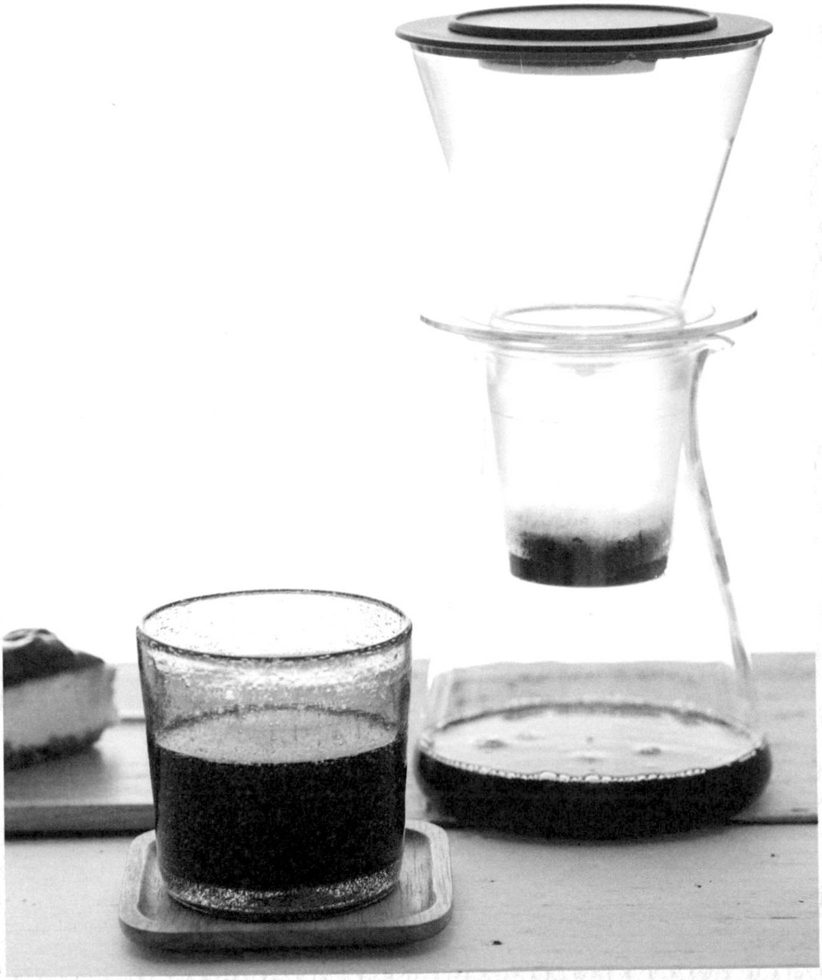

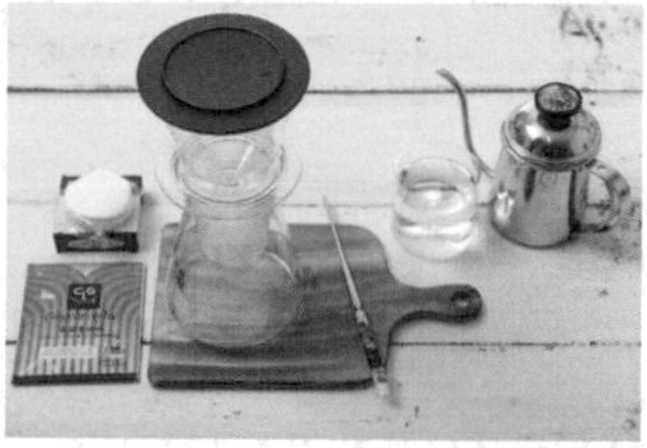

1.撕開莊園精品咖啡鋁箔包，將3至4包的咖啡掛耳包上下搖晃約5下後，靜置2分鐘讓沉睡的咖啡甦醒。

2.再嗅聞莊園精品咖啡散發出來的乾香。

3.將掛耳包內的咖啡粉倒入濾杯中，圖示標註1的位置。

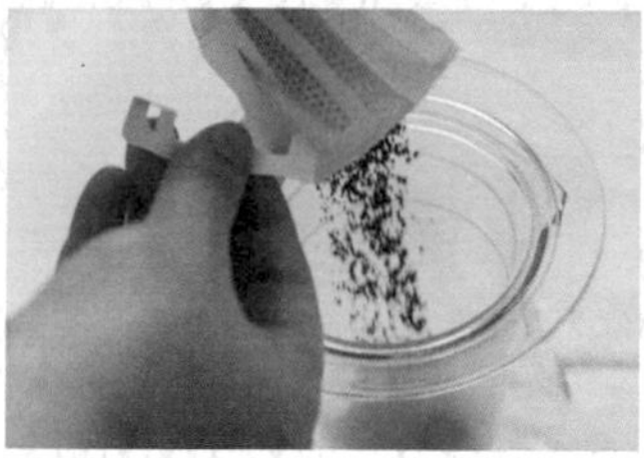

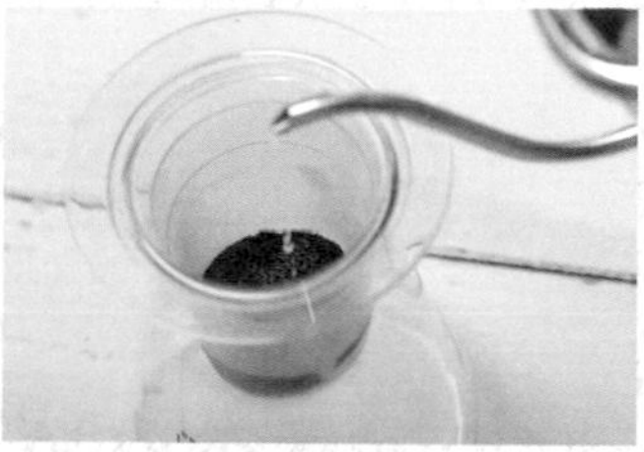

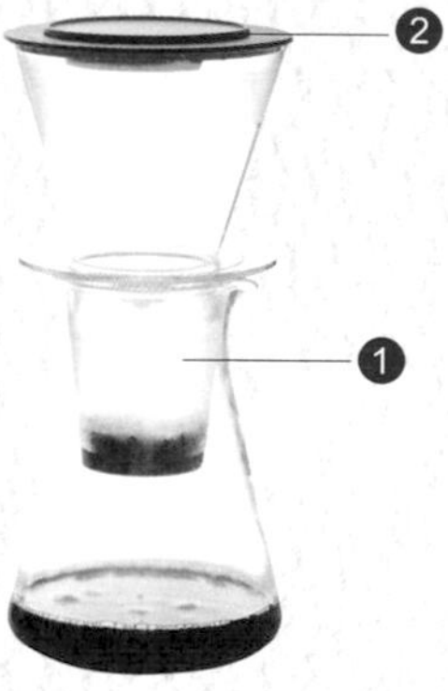

4.以60℃ 的溫熱水小量注水，均勻的打濕濾杯中咖啡粉（沖泡前，咖啡粉表層須平整），潤濕咖啡粉層厚，開始靜置悶蒸：

- 悶蒸10秒——口感清爽，適合沒喝咖啡者。
- 悶蒸30秒——口感甘醇，適合有喝咖啡者。
- 悶蒸60秒——口感濃醇，適合重度咖啡者。

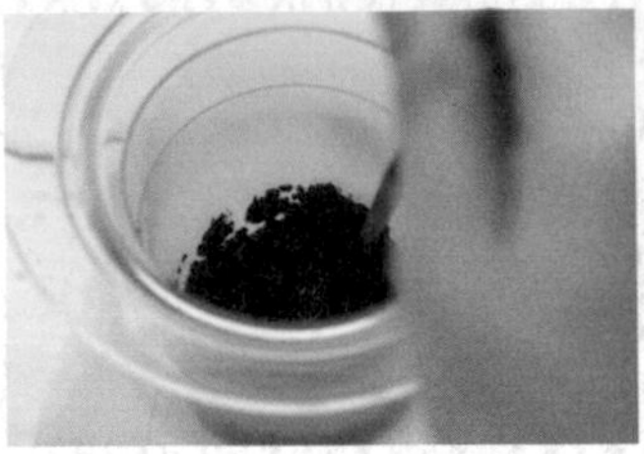

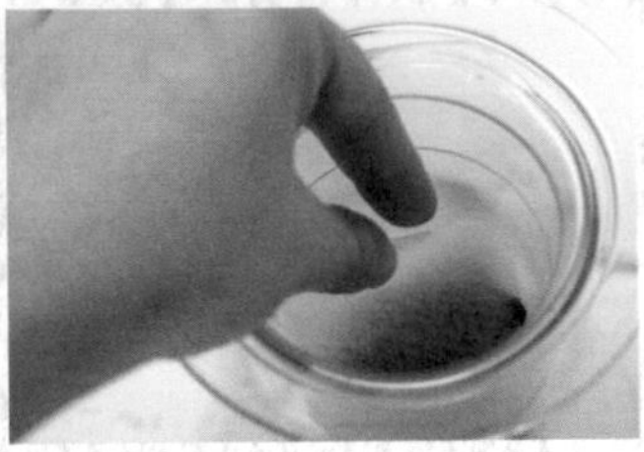

5.接著以攪拌棒攪拌咖啡粉讓粉末間有空隙，再鋪上丸型濾紙（丸型濾紙使用前須先打濕），濾紙必須與咖啡粉密合服貼，接著嗅聞濕香味，感受與乾香的不同。

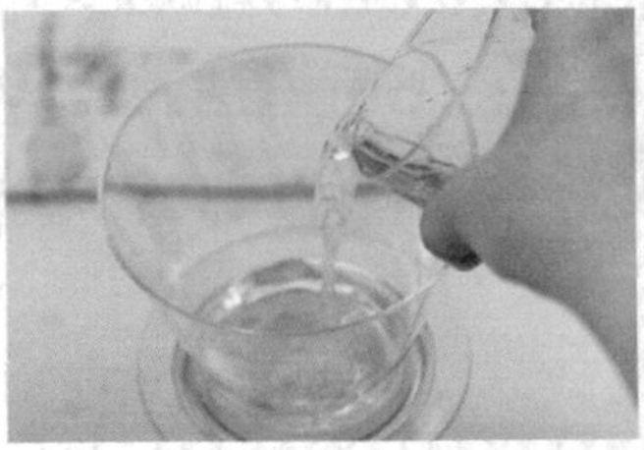

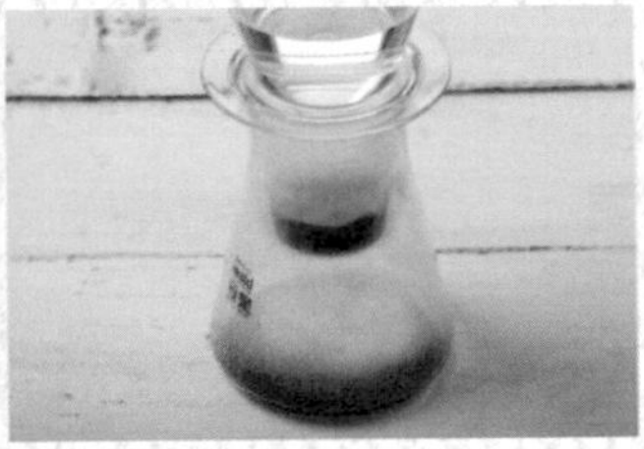

6.在圖示標註2的位置放上冷水槽，並加入冰水，靜置等待冰滴完成即可。

- 一般建議約10g對應100cc的冰水。（濃度較高，杯子內需放冰塊，能相對稀釋咖啡適口性）。
- 我們建議以10g對應200至300cc的冰水，萃取出來的冰滴咖啡，可以立即飲用，無須加冰塊，適口性佳。

7.開始品味莊園精品冰滴咖啡的色、香、味，並於下一頁的表格中，記錄下相關的品味心得。

提升專注力的品咖啡心情記事表

色 咖啡冰滴完的色澤	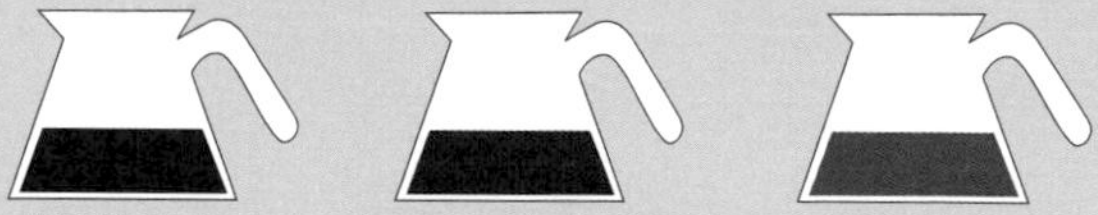 黑巧克力色　酒紅色、琥珀色　淡紅茶色
香 嗅聞咖啡兩次 嗅咖啡5至10秒 中間空檔2秒再嗅聞	乾香 濕香
味 啜吸一小口咖啡 咀嚼咬合咖啡5秒 感受咖啡的口感變化	前段 中段 後段 杯底

How to make

品味手沖莊園精品熱咖啡的慢活流程

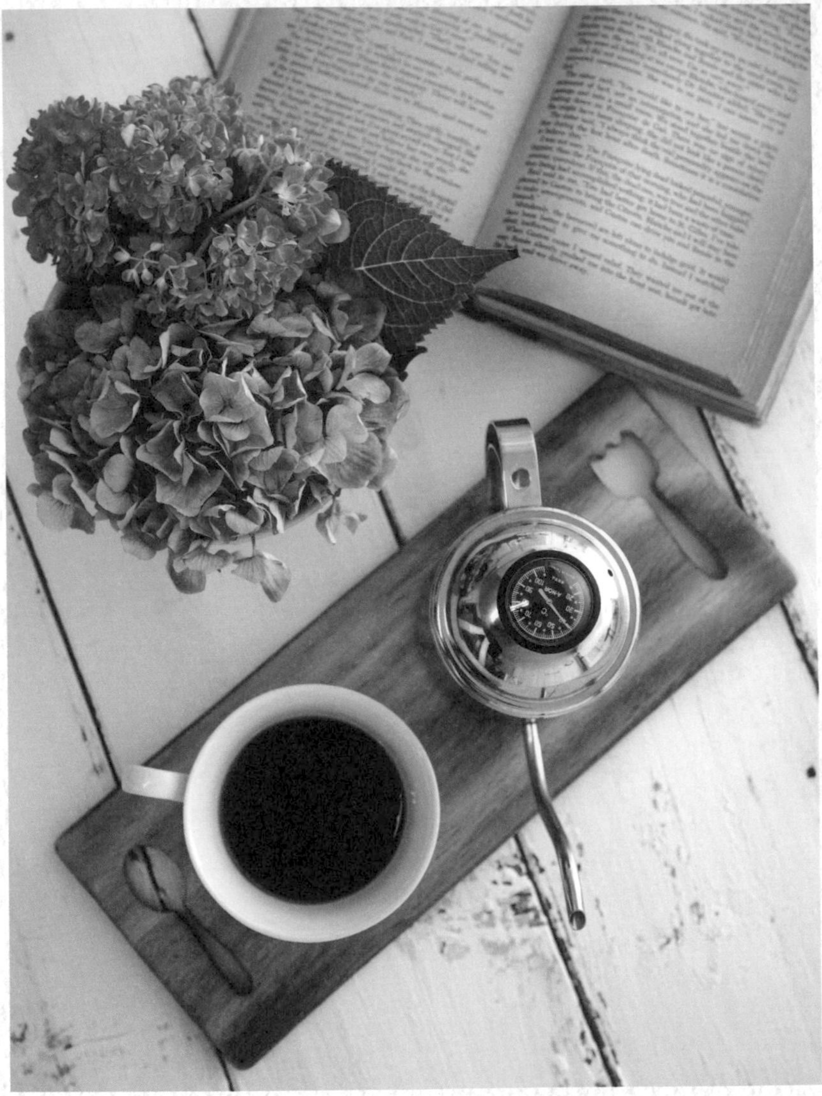

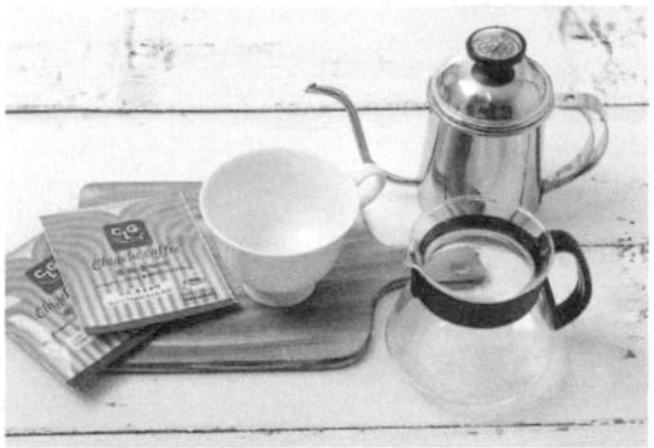

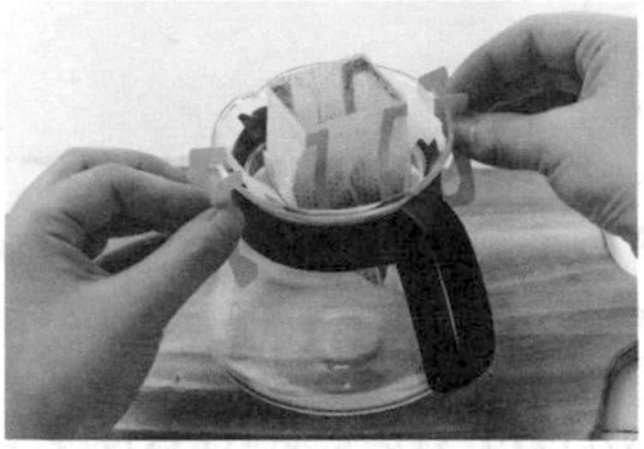

1.撕開莊園精品咖啡鋁箔包，將咖啡掛耳包上下搖晃5下，並靜置2分鐘，讓沉睡的咖啡甦醒。

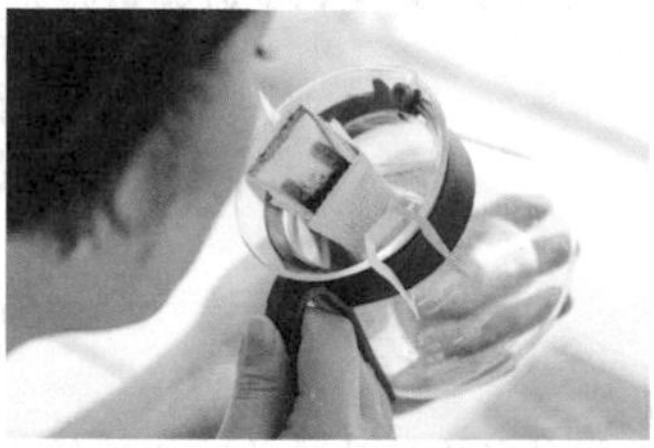

2.嗅聞莊園精品咖啡散發出來的乾香。

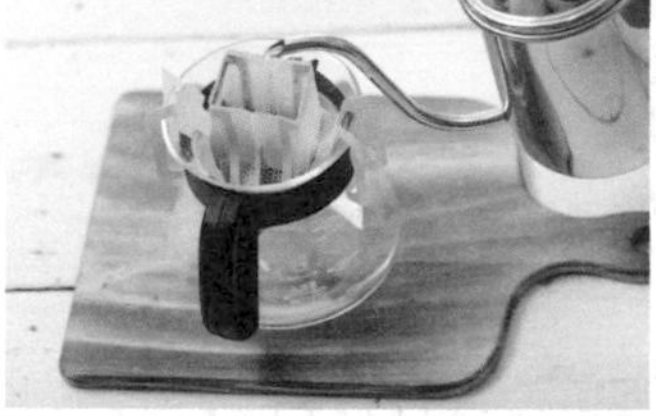

3.以85℃至90℃的溫熱水，小量注水，均勻淋濕掛耳咖啡（沖泡前咖啡表層須平整），潤濕咖啡粉層後，開始靜置悶蒸後，接著嗅聞濕香味，感受與乾香的不同：：

- 悶蒸10秒——口感清爽，適合沒喝咖啡者。
- 悶蒸30秒——口感甘醇，適合有喝咖啡者。
- 悶蒸60秒——口感濃醇，適合重度咖啡者。

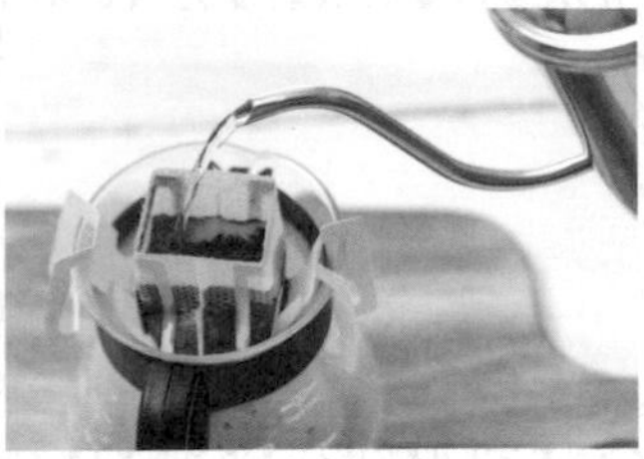

4.在掛耳包上方徐徐的注入細小的熱水，於九點鐘方位直接注入（注水八分滿）。

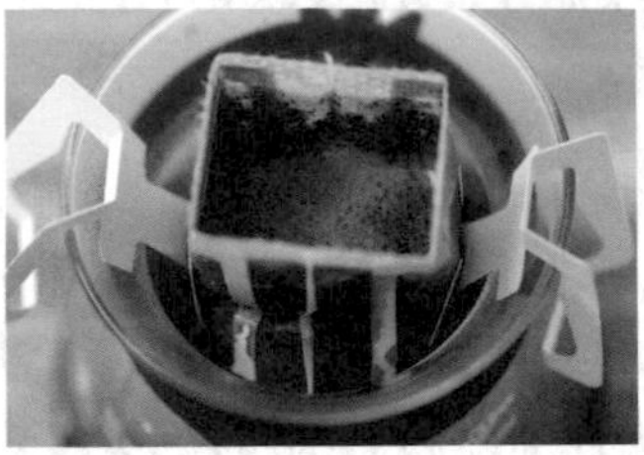

5.約200cc分兩次至三次注水（不含悶蒸乙次），萃取透明壺兩杯的刻度量為最佳口感。

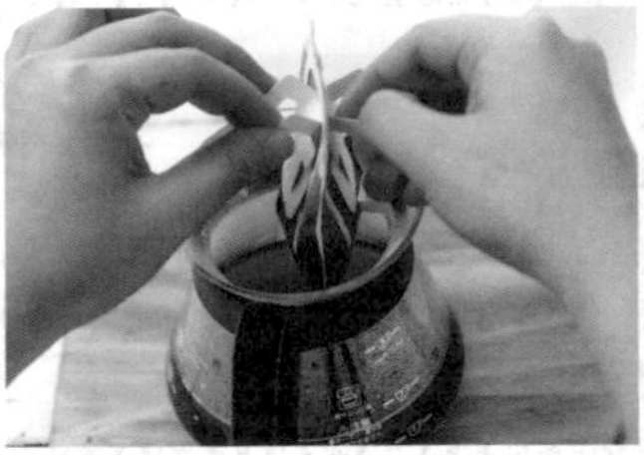

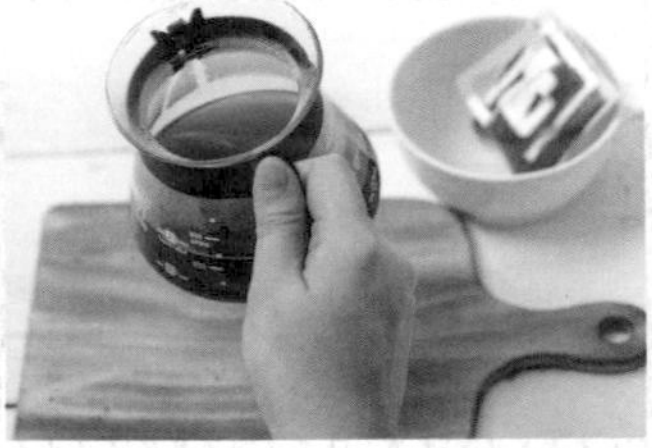

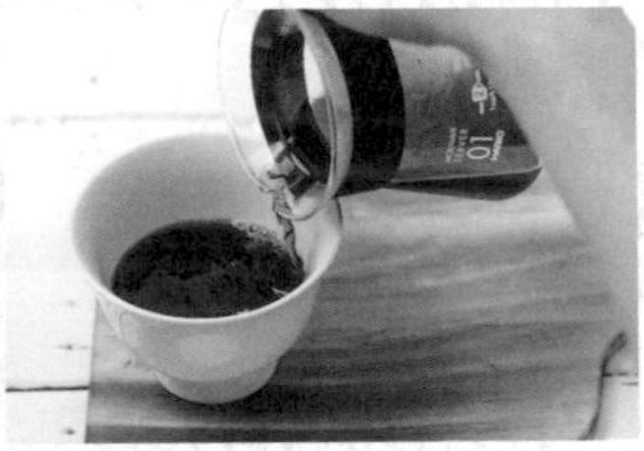

6.萃取完後將耳掛包取下，再輕輕搖晃壺中咖啡使其均勻，倒入咖啡杯前，要先溫杯後再將咖啡倒入。

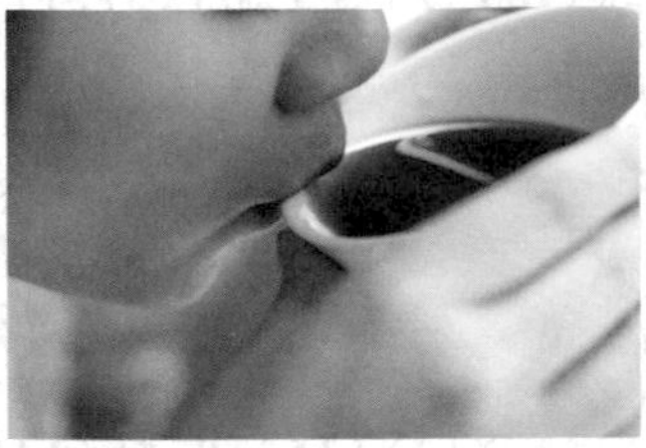

7.開始品味手沖莊園精品咖啡的色、香、味，並於下一頁的表格中，記錄下相關的品味心得。

提升專注力的品咖啡心情記事表

色 咖啡沖泡完的色澤	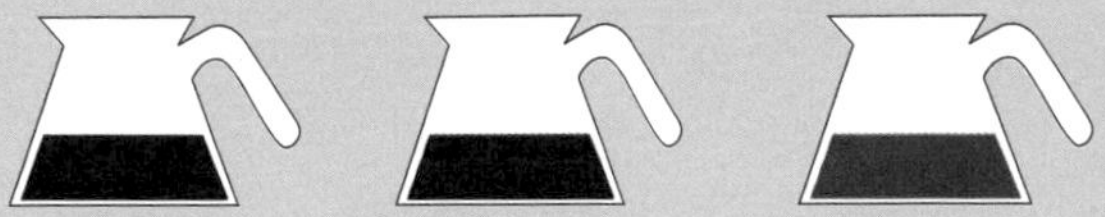 黑巧克力色　酒紅色、琥珀色　淡紅茶色
香 嗅聞咖啡兩次 嗅咖啡5至10秒 中間空檔2秒再嗅聞	乾香 濕香
味 啜吸一小口咖啡 咀嚼咬合咖啡5秒 感受咖啡的口感變化	前段 中段 後段 杯底

陳美菁 Kristin

坦莎美魅力學院院長／C11天然香氛品牌創辦人／
植萃智能師／嗅覺行銷設計師／天然香氛藝術家／
作家／演說家／節目主持人

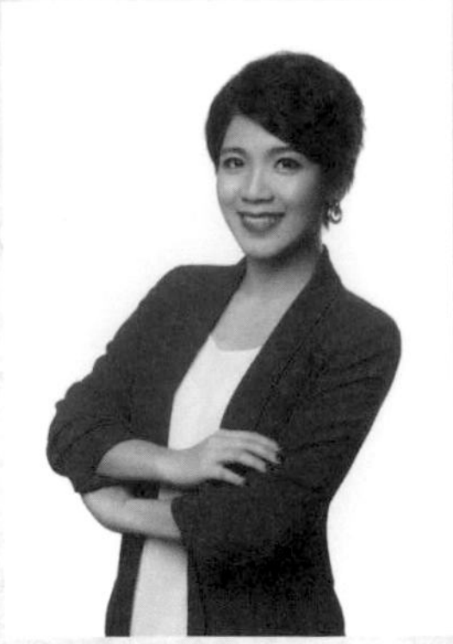

現任

- 韻澄如國際有限公司總經理
- 坦莎美魅力學院院長
- C11天然香氛品牌創辦人
- 鋒魁文化集團行銷公關
- 鋒魁藝術空間韻澄如館館長
- 希望電視臺魅力饗宴節目主持人
- 法國IPF天然香氛調香師認證學程亞太區認證學校校長
- 美國NAHA芳療協會台灣分校校長

學歷

- 國立台灣師範大學健康促進與衛生教育學系碩士
- 中山醫學大學護理系、慈濟技術學院護理科

證照

- 教育部認證合格講師
- 專技高考護理師
- 台灣丙級美容師
- 法國IPF天然香氛調香師
- 美國NAHA高階芳療師
- 國際IAIM嬰幼兒按摩講師認證
- 英國WSET葡萄酒認證品酒師

著作

- 《自己做！天然精油保養品》
- 《從頭到腳都適用！讓肌膚又白又嫩的天然精油保養品DIY全圖鑑》
- 《香氣記憶》
- 《氣味情緒》
- 《純天然精油保養品DIY全圖鑑》
- 《媲美大牌的手作護膚品（簡體版）》
- 《 天然精油日用品DIY（簡體版）》
- 《親子芳療：用香氣調整親子關係、相處模式》

天然香氛設計作品

- 大直英迪格酒店
- 慕舍酒店
- 村却酒店－村村宴香氛設計
- 統創建設－統創緻
- 魁士堡文教機構－永和分校、新莊分校
- 金源誥國際有限公司
- 富堡建設－大湖滙
- 長群建築

參賽經歷

- 2021法國【New Luxury Awards】世界調香比賽
  在全世界33個國家100位調香師的大賽中獲得兩項提名殊榮。

講師經歷

企業演講

- 亞培Abbott藥廠——媽媽與寶寶的感官之旅系列課程
- 奇哥股份有限公司——媽媽教室，產後瘦身、嬰兒胎教
- 摩根基金——VIP理財戶演講，感官刺激系列課程
- 雅詩蘭黛——DARPHIN，中醫經絡的身心靈的芳香魔法、香氣與脈輪
- 10 10 Hope——美國NAHA初階芳療師培訓課程
- NIKE——Revive and Supercharge

專題演講

- 親子互動芳香療法、視力保健芳香療法——幸安國小、建安國小、大龍國小、公館國小、私立多元智慧幼稚園、勁寶兒托兒所等
- 教職員紓壓芳香療法——新竹高中、新竹女中芳香療法研習、內壢高中、和平高中、苗栗高中、基隆女中、三民高中等
- 芳香療法與生活美學——大同大學美姿美儀社、台北教育大學推廣進修部、國立台北藝術大學等
- 芳香療法與情緒紓壓運用——台北富邦銀行理財戶紓壓講座、大眾銀行理財專員紓壓講座、中國信託理財戶紓壓講座、遠雄建設、博碩文化出版事業等
- 疾病照護芳香療法——約納家園芳療講座、中化居家照護、巴掌仙子協會、台大糖尿病病友會、兒童福利聯盟基金會、兒童腦瘤協會、類風濕性關節炎協會等
- 認識芳香療法——衛生署芳香療法講座、台中衛生局、烏日衛生所 芳香療法講座、石碇衛生所芳香講座、台北市護士護理師公會、台灣護理學會、桃園護士護理師公會、北投區健康服務中心「樂齡長者」、大安區健康服務中心「樂齡長者」、宜蘭縣教育局、苗栗健康服務中心等
- 芳香療法與自然療法的創意運用——台北榮總安寧病房、骨科病房、護理部芳療護理講座、台北關渡醫院護理芳療講座；羅東博愛醫院肩頸酸痛舒緩、照顧者支持團體講座、新店慈濟醫院心蓮病房、新店慈濟醫院護理部等
- 氣息智能與同理心訓練——商業週刊、富邦銀行、鋒魁生活文化館等
- 喚醒香氣記憶－北台城市科技大學、師範大學、景順投信——中國信託商業銀行、聯博投信（玉山銀行）等
- 解開2017年香氣幸運密碼——聯合航空、法巴投信（新光銀行）
- 做好職場人際關係從〈品味〉生活開始——國立臺灣師範大學碩、博士班研習
- 心靈調香——信義誠品

講師經歷

學校課程

華夏科技大學化妝品應用系：美容養生學、經絡養生學、芳香療法、芳香化學

私立慈濟技術學院護理系：芳香療法

萬能科技大學化妝品應用系：芳香療法

三重商工軍訓護理

南山高中軍訓護理

媒體採訪

電視節目

別讓身體不開心（年代台）、生活一級棒（八大電視台）——冬季保養品單元

生活智慧王（中視）——天然精油保養品與按摩單元

現代新素派（大愛）——精油入菜單元

樂活在人間（人間衛視）——芳香療法系列單元

菁鴻E瞥（東風）——什麼是氣息智能師、生活智多星（人間衛視）等

廣播節目

漢聲廣播電台、國立教育電台專訪、台北電台專訪、中廣專訪等

報章雜誌

蘋果日報聖誕精油保養品、蘋果日報天然精油保養品、人間福報、媽媽與寶寶雜誌、類風濕性關節炎之友協會季刊、有機誌等

網路採訪

女子學、BABYHOME家庭親子網、動腦雜誌等

粉絲專頁

Facebook：陳美菁-Kristin

www.facebook.com/kristin0507/

坦莎美魅力學院官網

看成分學應用！

從化學分子特性
深入了解精油的應用百科

將精油化學成分主要的16官能基設定出各自代表的色彩，結合雷達圖、圓形圖、橫條圖，解析一百款精油實際效用與對症應用調配。

簡潔有力的圖文記敘方式，科學&藥學&醫學驗證文獻的歸納性彙整，針對精油安全性提示注意事項&禁忌，從此應用香氛療癒更加得心應手！

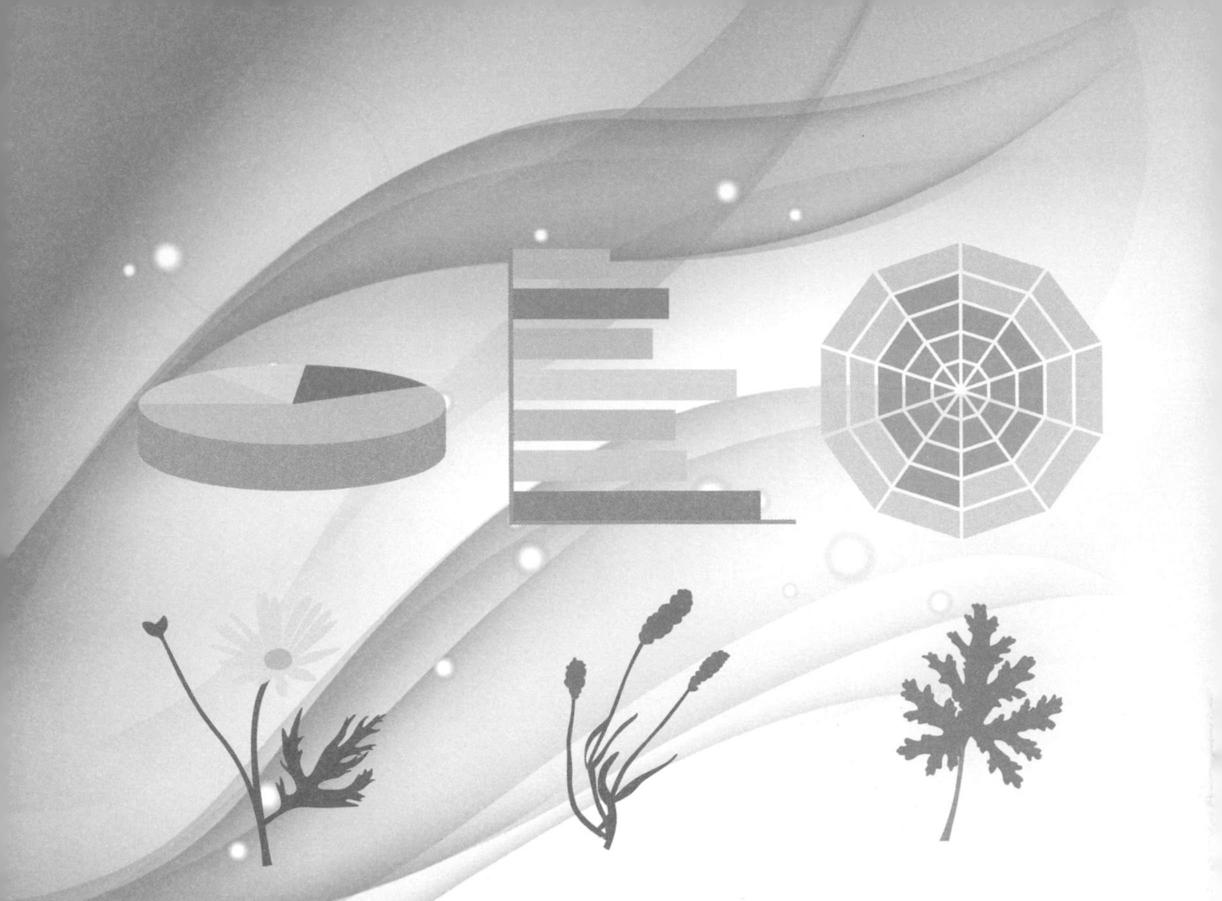

香芬漫 01

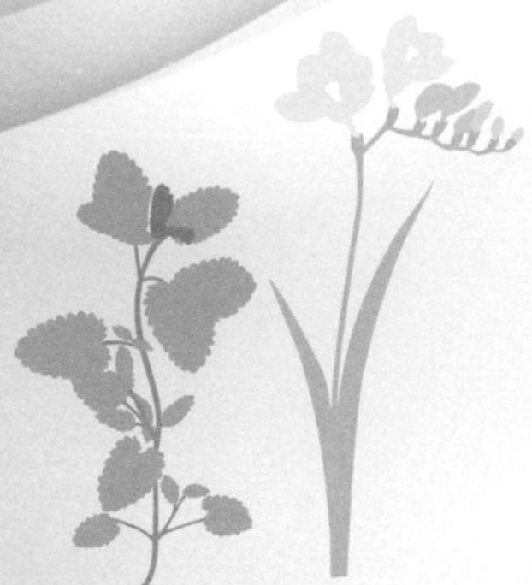

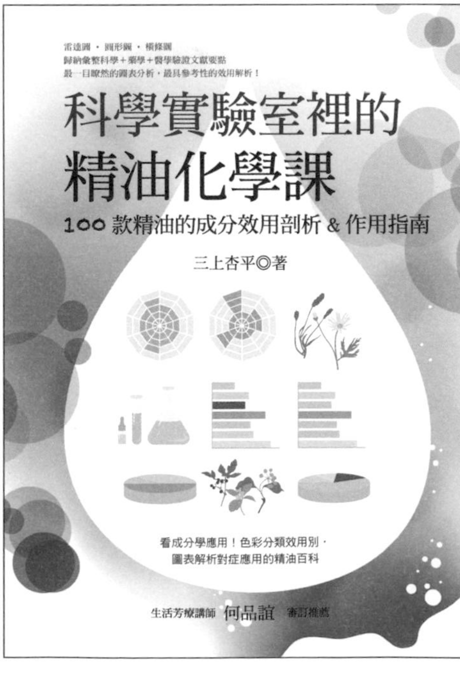

科學實驗室裡的精油化學課
100 款精油的成分效用剖析 & 作用指南

作者：三上杏平
審訂：何品誼
定價：800 元

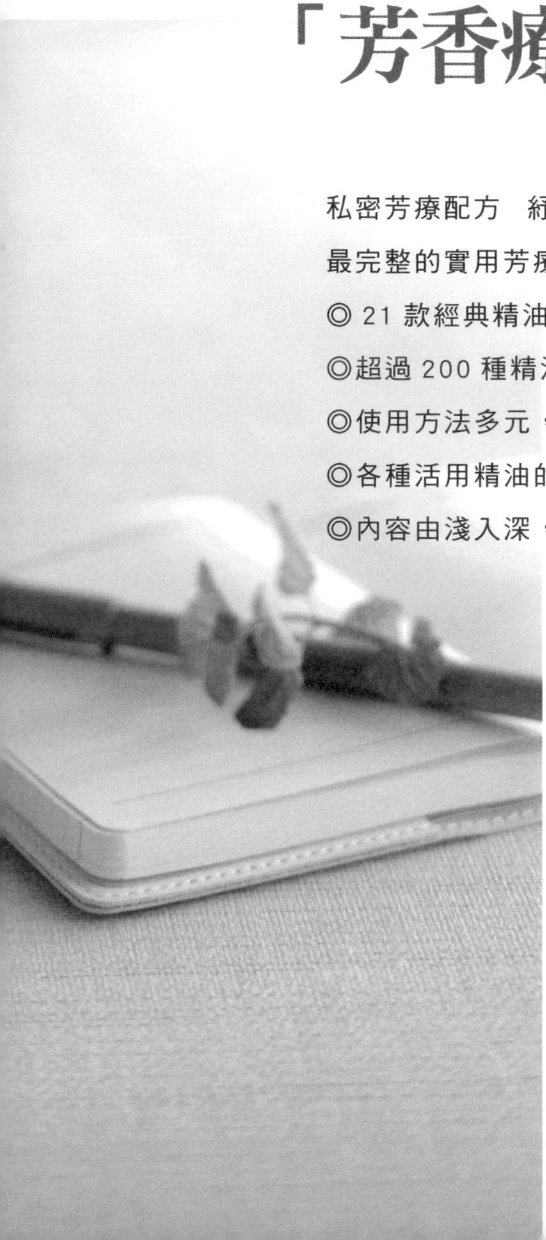

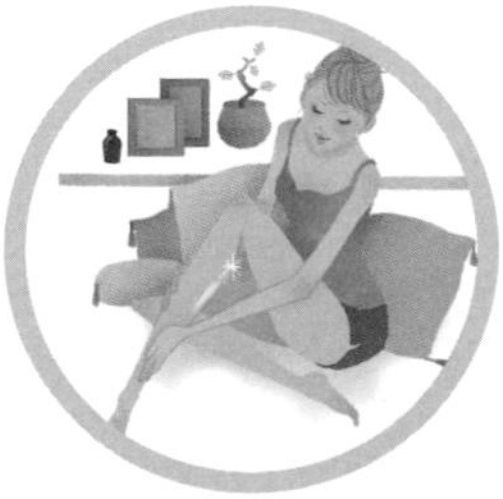

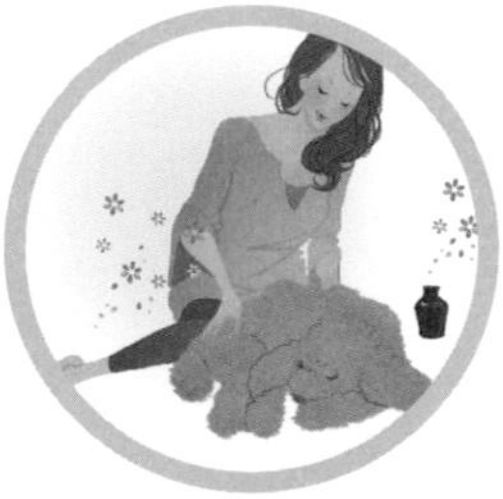

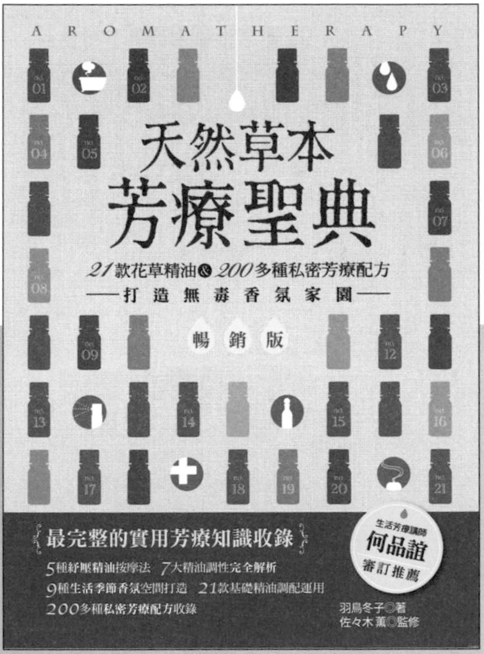

天然草本芳療聖典（暢銷版）

21 款花草精油& 200 多種私密芳療配方

打造無毒香氛家園

作者：羽鳥冬子◎著　佐々木　◎監修

審定：何品誼

定價：380 元

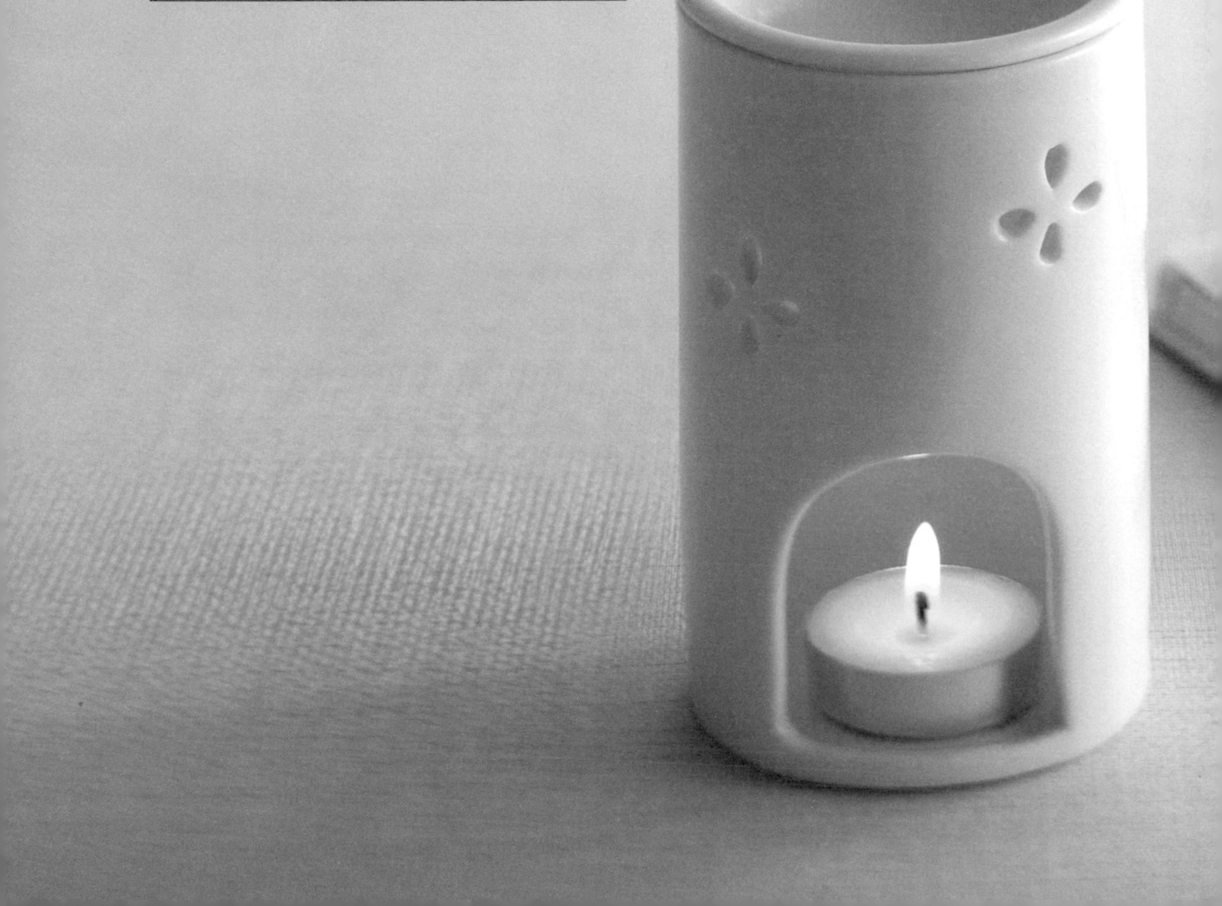

品香・製香・認識香
享受淡雅閒逸的日式香氛

源自中國的品香，隨著佛教一同進入了日本。
由來已久的和香，有別於偏向華美甜蜜的西洋香氛，
以沉穩的木香為主，加上清新的草木調香料、藥草類，
形成深幽雅致的氣味。
其實，透過簡單的手作，也能在自家製作出屬於個人的和香。
本書以豐富而全面的和香知識，加上容易製作的手工香，
為您揭開看似神祕的「香」之世界。

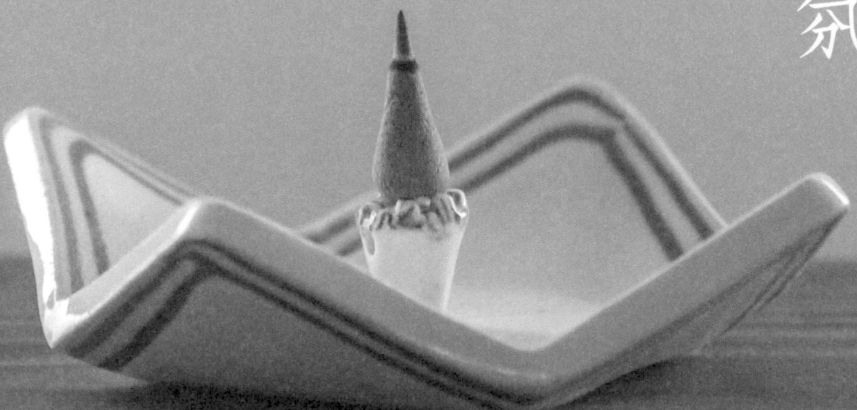

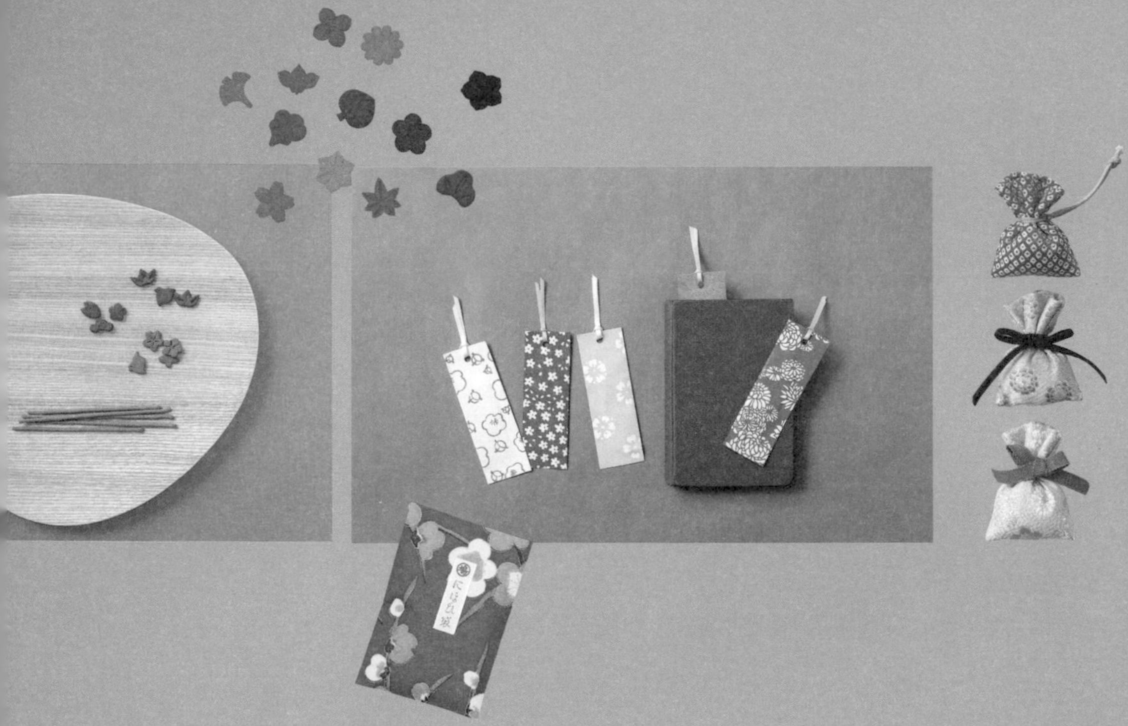

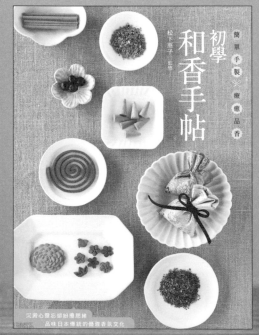

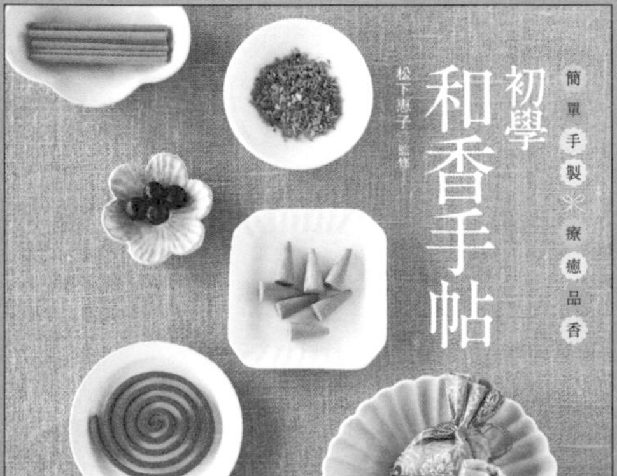
初學
和香手帖
簡單手製
療癒品香
松下惠子 監修
沉澱心靈忘卻紛擾思緒
品味日本傳統的優雅香氛文化

國家圖書館出版品預行編目資料

香氣記憶：喚醒內在，22堂咖啡&精油的感官智能醒覺訓練/陳美菁著. -- 二版. -- 新北市：雅書堂文化事業有限公司, 2021.11
面；　公分. -- (香氛漫；3)
ISBN 978-986-302-605-1(平裝)

1.芳香療法 2.香精油

418.995　　110017196

香芬漫 03

香氣記憶

喚醒內在，22 堂咖啡&精油的感官智能醒覺訓練

作　　者／陳美菁
發 行 人／詹慶和
策　　劃／蔡麗玲
執行編輯／白宜平、蔡毓玲
編　　輯／劉蕙寧、黃璟安、陳姿玲
實習編輯／沈薇庭
執行美術／周盈汝
美術編輯／陳麗娜、韓欣恬
攝　　影／數位美學 賴光煜
梳　　化／THE Salon Johnny
出 版 者／雅書堂文化事業有限公司
郵政劃撥帳號／18225950
戶名／雅書堂文化事業有限公司
地址／新北市板橋區板新路206號3樓
電子信箱／elegant.books@msa.hinet.net
電話／(02)8952-4078
傳真／(02)8952-4084

2021年11月二版一刷　定價380元

經銷／易可數位行銷股份有限公司
地址／新北市新店區寶橋路235巷6弄3號5樓
電話／(02)8911-0825　傳真／(02)8911-0801

Memory